看護学生のための

統 計 学

力 石 國 男 著

はじめに

　統計学はデータの山の中に埋もれている規則性や真実を掘り起こし，それをグラフや表を使って表現するアートである．現代の医師・看護師・医療技師によるチーム医療のなかでは統計学の用語が共通語として使われる機会が少なくない．日々の診断・治療において検査データの統計学的な解釈の果たす役割が大きい．また地域医療において中心的な役割を担う保健師は地域住民や生徒児童等の健康管理のために各種統計資料を収集し，分析している．ほとんどの看護系大学で「統計学」が必修科目に指定されているのはこれらの理由による．

　著者は長年，地球環境分野においてさまざまな観測データを統計解析し，自然現象の謎解きに取り組んできた．しかし最近は社会環境・生活習慣が健康に与える影響についての調査研究を進めながら，秋田看護福祉大学において「統計学」の講義を担当している．学生のアンケート調査によると，統計学がわからない・難しいと感じている学生が非常に多かった．その理由のひとつに，高校時代にあまり統計学を学んでこなかった学生がいきなり実用的な医療統計・保健統計（つまり実践的な応用問題）を学ぶことのギャップの大きさが挙げられる．そのギャップは著者が初めて医療分野の統計学に関わるようになった時に感じたギャップに通じるものがある．著者は看護学生と同じ立場を疑似体験しているので，授業では初めて統計学を学ぶ学生に寄り添うことをモットーにして，毎年講義内容に改良を加えてきた．幸いにも年々統計学の面白さがわかる学生が増えてきている．今回これまで蓄積された講義ノートを取りまとめて，看護学生の学習を支援することにした．

　看護学生が統計学を苦手科目にしているのには，高校数学で統計学を学んでこなかったこと以外にいくつかの理由が挙げられる．著者の経験によれば，統計学の本当の難しさは数学ではなく，様々な解析手法が次々に出てきて統計学全体の理解に混乱が生じることである．統計学の学習は，登山に例えると富士山のような孤立峰を登るのではなく，日本アルプスや奥羽山脈のように峰々が連なる連峰を踏破することに似ている．そのため，多岐にわたる解析方法を時間をかけて学習しなければならない．しかし多くの看護系大学で「統計学」の授業にわずか 15 コマの時間しか割り振られていない．そのことが統計学を難しくしている最大の原因であると著者は考えている．わずか 15 コマの時間で様々な解析手法を習得するためには授業意外の予習・復習が欠かせない．

本書は看護学生が一人でも学べる統計学の学習書を目指している．執筆にあたって特に以下のような事項に注意を払った．

1．初学者が統計学の連峰を登るとき道に迷わないように，道標（みちしるべ）となる図表・解説文・説明文を随所に設置し，章や節の並びを順序だてて配列した．

2．統計学では難しい数式で表わされる確率分布を数表にして与えていることが多い．本書では数表の意味を理解しそれを読み解く力を養うことに重点をおいた．

3．重要な数式については，数式の導き方や，数式の意味，数式の使い方について丁寧に解説した．（丁寧すぎると感じる読者はその部分を斜め読みすることができる．）

4．統計学を使いこなすためには例題を解いて学んだ知識を確かめることが大切である．例題は数式で書かれた統計学に命を吹き込むものであり，例題を解くことによって実践的な統計学の世界を垣間見ることができる．そのため本書では随所に適切な演習問題を配置して統計学の理解を深めるようにした．

5．本書は看護学生が保健師国家試験の「統計学の基礎」で合格点を取ることをひとつの目標にしている．そのため内容を基礎的な範囲に限定し，やや利用頻度の低い分析方法は割愛した．ただし専門的な統計学への橋渡しとなる分野については基礎のレベルを超える内容も含めた．それらの章・節にはタイトルの後ろに△印を付した．初学者はそれらを読み飛ばしても統計学の基礎を理解するのに支障が生じることはない．

　近代看護の創始者であるフローレンス・ナイチンゲールは，戦地の病院で死亡したイギリス兵の死因を記録し，戦傷よりも病院内での感染による死亡の方が多いことをつきとめた．そのデータに基づいて病院の衛生状態や看護の方法を改善し，傷病兵の死亡率を劇的に引き下げたことで知られている．このことは看護における統計学の重要性を雄弁に物語っている．ナイチンゲールは1859年に女性として初めて王立統計協会の女性会員に選ばれ，また1875年には米国統計学会の名誉会員に推挙された．これから看護師を目指す学生諸君が本書によって統計学の面白さと有用性に気づき，医療保健分野の現場で統計学の知識を活用することを願っている．

秋田看護福祉大学教授　力石國男

保健師の国家試験「統計学の基礎」分野の出題基準
（厚生労働省のホームページより）

中項目	小項目
A．データの種類と分類	a．カテゴリーデータ b．順序データ c．数量データ d．ヒストグラム
B．測定と尺度	a．健康評価尺度 b．心理発達尺度 c．活動・行動・社会尺度
C．主な確率分布	a．正規分布 b．二項分布
D．代表値と散布度	a．平均（算術平均） b．幾何平均 c．中央値 d．最頻値＜モード値＞ e．分散と標準偏差 f．四分位数とパーセンタイル値
E．関連の指標	a．相関・散布図 b．回帰 c．クロス集計
F．統計分析	a．点推定と区間推定 b．帰無仮説と統計学的有意性 c．割合に関する推定と検定 　（カイ二乗検定） d．平均に関する推定と検定（ t 検定） e．相関係数に関する推定と検定 f．多変量解析
G．適切な図表の作成と活用	a．データに合わせた図表の選択 b．図表の作成 c．図表の活用

目　　次

コラム

問題の解答

Part I

記述統計学

　社会現象への応用を目指した統計学は記述統計に始まるといえる。医療保健分野において健康や病気に関わる事柄を調査し、結果を図やグラフに取りまとめ、その特徴を記述して分析することは、問題点の把握やその原因解明に欠かすことができない。

　近代看護教育の母と呼ばれるフローレンス・ナイチンゲールは、イギリス軍の看護師団のリーダーとしてクリミア戦争（1853～1856 年）に派遣され、野戦病院での看護活動のかたわら、イギリス軍の戦死者・傷病者に関わるデータを収集・分析した。そして戦闘で受けた傷そのものよりも負傷した後の治療や病院の衛生状態が原因で多くの兵士が死亡したことを突き止めた。その分析結果に基づき、病院内の衛生状況・看護方法を改善して傷病兵の死亡率を大幅に引き下げることに成功した（ウィキペディア、"フローレンス・ナイチンゲール"）。

　またロンドンでは 1948～49 年に特定地域の住民（約 3 万人）が原因不明の消化器系の病気に罹り、それが原因で 1 万 4 千人が死亡した。この事件に対して開業医のジョン・スノウは罹患者の地域的な分布や井戸水の利用状況との関連を調べて、特定の井戸水が細菌（30年後にコレラ菌と判明）で汚染されていることが原因であると断定した。

　一般に調査結果を"記述"する方法は調査内容やデータの種類によってさまざまである。Part I では主に数量データを対象にして、データ分布の特徴をいくつかの統計量で代表させる方法や、図表を使って効果的に記述する方法について学ぶ。

§ 1 統計学のアウトライン

　医療保健分野では健康に関わる様ざまな情報を扱う．統計学では情報の集まりをデータと呼ぶが，個々の情報をデータと呼ぶ場合もある．本書ではデータという言葉を主として前者の意味で使うが，後者を意味したい場合は個々のデータと表現して，誤解が生じないようにする．この§ではデータの特性を効果的に表現する方法やデータを統計的に分析する手法のあらましを概観する．

1.1 データの分類

　統計学はデータに含まれている情報を分析する数理科学である．医療保健分野で取り扱うデータには計測器を用いた測定値（たとえば身長，体重，血圧，血液型，尿蛋白など）や，アンケート調査の結果（たとえば出身県，兄弟の有無，年収，既往症歴など），既存資料から収集したもの（たとえば保健統計資料，人口統計資料，疫病統計資料）など，様ざまなものがある．これらのデータは便宜的に以下のように分類することができる．

データの属性による分類

a) 数量データ

　　定量的データあるいは量的データとも呼ばれる．

　　例：身長，体重，平均寿命，兄弟の人数，血圧，栄養摂取量など．

b) カテゴリーデータ

　　定性的データあるいは質的データとも呼ばれる．

　　例：職業，血液型，出身県，生まれた時代，既婚・未婚の別，既往症の有無など．

　※カテゴリーデータから全体に占める割合を求めると数量データになる．

　　例：血液型がＡ型の人の割合，女性社員の割合，一人っ子の割合など．

尺度による分類

尺度とはデータを比較するときに用いる物差しのことである.

a) 比尺度

数量データのうち，数値の比に意味があるものを比尺度という．比尺度はゼロ以上の値であり，負の値はない.

例：絶対温度（K），重さ，長さ，血圧，塩分摂取量，圧力，心拍数など.

b) 間隔尺度

数量データのうち，数値の差に意味があるものを間隔尺度という．間隔尺度には負の値もある.

例：摂氏温度（℃），時間差，数量データの偏差値，会計の収支など.

c) 順序尺度

カテゴリーデータのうち，順序に意味があるものを順序尺度という.

例：鉱物の硬度，成績の5段階評価，震度，尿蛋白の度合（4段階）など.

d) 名義尺度

カテゴリーデータのうち，順序や差に関連がないものを名義尺度という.

例：病名，趣味，性格，各種栄養素など.

情報源による分類

a) 一次資料

自分で測定して得た数量データやアンケート調査で集めた資料など.

例：血圧の測定値，期末試験の結果，アンケートの調査結果など.

b) 二次資料

自分以外の者が集計・整理したデータを何らかの手段で入手した資料.

例：報告書に記載されているデータ，ホームページに掲載されているデータなど.

1.2　数量データのグラフ表示

得られたデータを分析したり加工したりするとき，その結果をグラフで表現することが多い．データを統計処理して報告書や論文等に取りまとめるときは以下に示す代表的なグラフの中から最も効果的なグラフを選ぶ.

棒グラフ：図 1.1 は世界の男性と女性の平均寿命（2010 年〜2015 年値）を地域別に比較して棒グラフで表したものである．アフリカやアジアの平均寿命が短いなかで，日本は最も長寿の国のひとつである．この例のように棒グラフは数量データを比較するときに効果的である．縦棒ではなく横棒で表す棒グラフもある．折れ線グラフと並んで利用頻度が高い．

折れ線グラフ：図 1.2 は日本人の男女別平均寿命の経年変化を折れ線にして示したものである．男女の平均寿命は明治・大正時代にはほとんど差がなかったが，1950 年以降はその差が年々広がったことがわかる．この例のように折れ線グラフは数量データの時間変化を表すときに使われることが多い．

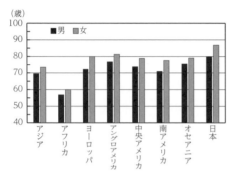

図 1.1　大陸別の平均寿命（2010〜2015 年）

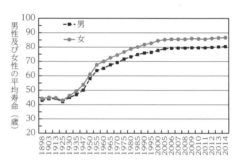

図 1.2　日本人の平均寿命の経年変化

2005 年以降は 1 年毎にプロットされている．

円グラフ：図 1.3 は日本人の 20 代と 40 代の 1 日平均睡眠時間を比較したものである（国民健康・生活習慣調査 2017）．40 代は年代別の睡眠時間が最も短く，平均すると 20 代より約 13 分短い．円グラフは全体のなかで各要素が占める割合を示すときに使われる．

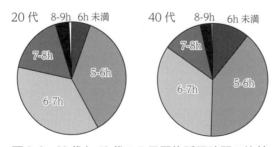

図 1.3　20 代と 40 代の 1 日平均睡眠時間の比較

帯グラフ：図1.4は各都市にける四季の長さを％表示で比較した帯グラフである．東北地方は四季の長さがほぼ均等で，関東以西は冬日（日最低気温が0℃以下の日）の期間がほとんどないことがわかる．帯グラフは円グラフと同様に各要素が占める割合を示すときに使われるが，複数の帯グラフを縦に並べて各要素の割合の地域的あるいは時間的な違いを表現するのに効果的である．

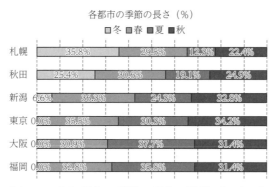

図1.4　主な都市の季節の長さの比較（％表示）

レーダー・チャート：図1.5は長野県，大阪府，沖縄県の死因別の死亡率（年齢調整した値）を比較したものである．大阪府はすべての死因で全国平均より高い死亡率を示し，長野県は脳血管疾患と老衰以外は全国平均よりかなり低い死亡率を示している．しかし沖縄県は死亡率の高い死因と低い死因が別れていることがわかる．レーダー・チャートは複数の地域や人など，複数の変量を比較するときに効果的である．

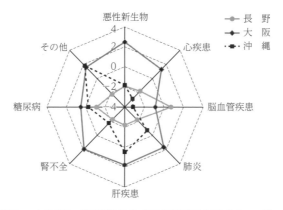

図1.5　長野県・大阪府・沖縄県の主な死因別死亡率のレーダー・チャート
死亡率の目盛りは1995年の10万人当たり死亡率を全国平均と標準偏差を用いて規格化した値である．

散布図：図1.6は2010年の都道府県別の男女の平均寿命を二次元平面上（x軸，y軸上）にプロットしたものであり，散布図と呼ばれる．この図から，一般的に女性の寿命が長い県では男性の寿命も長い傾向が読み取れる．しかし細かくみると，沖縄・島根では女性が相対的に長生きであり，栃木・埼玉県では女性が相対的に短命である傾向がある．散布図は二つの変量間の関連性についての情報を示しているので，医療保健分野のみならず，自然科学・社会科学の広い分野で利用される．

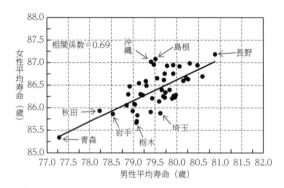

図1.6　都道府県別の男性と女性の平均寿命の散布図（2010年）

1.3　統計学のアウトライン

　本書では統計学の内容を便宜的に記述統計学，相関解析，推計統計学の三つに分類する．それぞれの詳細については§2～4，§5～6，§7～16で学習するので，ここではその概要を紹介する．

　記述統計学ではデータを加工・分析した結果を効果的なグラフを使って記述したり，データの特徴を数表で表現したりする．例えば身長や体重などの数量データを大きさの順に並べ，一定範囲の値を持つデータの個数を表にしたものを度数分布表と呼び，それをグラフにしたものをヒストグラム（頻度分布図）と呼ぶ．分布の概略は分布の代表値（平均値，中央値，モード値）と分布の広がり（範囲，平均偏差，四分位偏差，分散，標準偏差）で表わされる．分布から求まる平均値，中央値，分散，標準偏差などは統計量と呼ばれる．

　統計学はデータに含まれている情報を分析する数理科学であるが，データサイズ（＝データ数）が大きすぎる場合は全データを統計処理することが不可能になる．そのためデータサイズの大きなデータ（これを母集団と呼ぶ）から一部のデータを抽出して，小さなデー

タサイズのデータ（これを標本と呼ぶ）を作成して統計処理する．母集団から標本を抽出するとき，作為的なサンプリングを行うと解析結果に偏りが生じる恐れがあるので，無作為にサンプリングしなければならない．

　相関解析は2つの母集団から2つの標本データ（たとえば塩分摂取量と血圧，治療方法と治癒率など）を抽出して，両者の間に相関があるか否か，あるいは関連性があるか否かを分析する手法である．たとえば薬剤服用量と薬効の関係，生活習慣と特定疾病の死亡率の関係などは両者の因果関係に関わる情報を持っている．そのため相関解析は医療保健分野で非常に重要な解析手法である．

　医療保健分野では母集団から抽出された標本データを統計処理して，標本の統計量（平均値，標準偏差など）から母集団の統計量（これを母数と呼ぶ）を一定の信頼度で推定することが少なくない．また，2標本の統計量に差があるといえるか否か，2標本の間に相関関係がないといえるか否か，一組のカテゴリーデータが互いに無関係（独立）であるといえるか否かなどを一定の信頼度で検定することも多い．これらは推計統計学と呼ばれる．医療保健分野ではこれらの推定結果や検定結果が診断・治療・看護等において重要な判断材料となるので，推計統計学は医療統計学の最終的な学習目的であるということができる．

　表1に本書で学ぶ統計学のアウトラインを示した．より詳細な学習内容については「目次」の掲載されている細目を参照していただきたい．

表1　統計学のアウトライン

数量データ／カテゴリーデータ			
▽	▽	▽	
Part I 記述統計学	Part II 相関解析	Part III 推計統計学	
		III A 数学的基礎	III B 推定と検定
・グラフによる表現 ・度数分布表による表現 ・ヒストグラムによる表現 ・……	・相関の有無の解析 ・関連の有無の解析 ・……	・確率分布 ・正規分布 ・二項分布 ・t 分布 ・χ^2 分布 ・F 分布	・標本のサンプリング方法 ・母集団の統計量の推定 ・2変数の相関の検定 ・2標本の差の検定 ・Z検定，t検定，χ^2検定 ・F検定　・U検定

§2　数量データの代表値と散布度

　統計学はデータに含まれている情報を分析する数理科学である．医療保健分野では集団の身長，体重，血圧，心拍数，BMI，平均寿命など，健康に関わる様々なデータを統計学的に分析する．数量データの集まりの最も基本的な統計量はデータを代表する値（代表値）とデータの散らばり具合を示す値（散布度）である．代表値としては (a) 平均値，(b) 中央値，(c) パーセンタイル値，(d) モード値などが利用され，散布度としては (a) 範囲，(b) 四分位偏差，(c) 平均偏差，(d) 分散，(e) 不偏分散，(f) 標準偏差，(g) 標本標準偏差などが用いられる．これらの統計量の定義は以下の通りである．

2.1　数量データの代表値

a) 平均値

　次の3種の平均値のうち，状況に応じて最も適切なものが用いられる．

・算術平均

　算術平均とは，たとえばある集団の n 個の身長データ $\{x_1, x_2, ..., x_n\}$ が与えられたとき，その集団の身長の平均値 $\bar{x}$ は個々の身長データ $\{x_i\}$ の和をデータ数 n で割った値で定義される．すなわち，

$$\bar{x} = \frac{x_1 + x_2 + \cdots + x_n}{n} = \frac{\sum x_i}{n} \tag{1}$$

である（積算記号 Σ についてはコラム参照）．統計学で単に平均値といった場合は (1) 式で定義される算術平均を意味する．算術平均は数量データ x_i が変数 i（$= 1, 2, 3, \cdots, n$）と関連がない場合や，x_i が i の一次関数で近似できる場合に使われる．前者の例は身長データが順不同（ばらばら）に並べられている場合であり，後者の例は身長データが高さの順に並べられている場合である．

　図2.1に北半球の緯度別の1月平均気温を10℃間隔で示した．気温データは緯度とも

におおむね直線的に減少している．このとき北半球の平均気温は

$$\bar{x} = (x_0 + x_{10} + \cdots + x_{90}) \big/ 10$$

で与えられる[脚注1]．図の点線は最小二乗法による近似式（§5.2参照）を示しているが，この点線は緯度（x軸）の平均値と気温（y軸）の平均値で定まる点（★印）を通過する．すなわち，最小二乗法による平均気温は平均緯度（$=45°$ N）において予想される気温を表している．

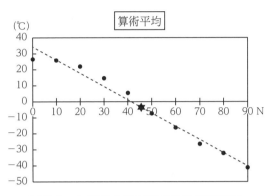

図2.1　北半球の緯度別の1月平均気温

・幾何平均

　数量データ $\{x_i\}$ を変数 i の指数関数で近似するのが適切である場合もある．たとえば細菌数 x_i が時間 t_i とともに2倍，4倍，8倍，18倍に増殖する場合や，放射性物質が半減期で 1/2，1/4，1/8，1/16 に減衰する場合がその例である．このような場合には分布の代表値として

$$\bar{x} = \sqrt[n]{x_1 \cdot x_2 \cdot x_3 \cdot \cdots \cdot x_n} \qquad (n \text{乗根}) \tag{2}$$

を用いるのが適切である[脚注2]．これは幾何平均と呼ばれる．データ数 n が大きいとき(2)式右辺の（　）内の値が発散してしまうので，その場合は両辺の対数をとって

$$\log(\bar{x}) = \{\log(x_1) + \log(x_2) + \log(x_3) + \cdots\cdots + \log(x_n)\} \big/ n$$

から $\log(\bar{x})$ を計算し，その値から $\bar{x}$ を求める．図2.2に細菌が指数関数的に増殖するときの時間変化を模式的に示した．(2)式から算出される幾何平均（○印）は平均時間における細菌数の期待値にほぼ一致している．これに対し算術平均（★印）は，細菌数の時間変化を直線近似したときの平均時間における細菌数の期待値であり，幾何平均（○印）との隔たりが大きい．そのため分布の代表値として適切でない．

脚注1)　演算記号 "／" は "÷" と同一である．
脚注2)　演算記号 "・"（中点）は "×"（掛ける記号）と同一である．

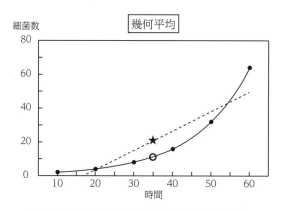

図2.2 細菌の増殖の時間変化（模式図）

・調和平均

数量データ $\{x_i\}$ が変数 i に反比例して減少する場合は，分布の代表値として

$$\frac{n}{\bar{x}} = \frac{1}{x_1} + \frac{1}{x_2} + \cdots + \frac{1}{x_n} \tag{3}$$

で定義される $\bar{x}$ を用いる．これは $\bar{x} = n/(1/x_1 + 1/x_2 + \cdots + 1/x_n)$ と書き換えられる．$\bar{x}$ は調和平均と呼ばれる．図2.3に弦楽器の弦の長さ (l_i) と振動数 (x_i) の関係を示した．この場合の調和平均（○印）は，振動数が弦の長さに反比例するときの，弦の長さの平均値に対応する振動数である．一方，算術平均（★印）は，振動数が弦の長さに比例するときの，弦の長さの平均値に対応する振動数である．調和平均との差が大きいので，振動数の代表値として使えない．統計学においては，標本平均の分散がデータ数 n に反比例して減少することから，データ数 n_1 の分散と n_2 の分散の平均値を求めるときに調和平均を使うことができる（130ページの脚注参照）．

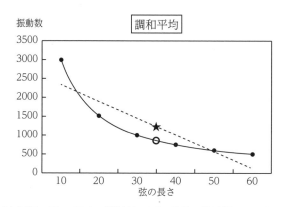

図2.3 弦楽器の弦の長さ（横軸）と振動数（縦軸）の関係（模式図）

****

コラム：積算記号 Σ

　統計学では多数のデータを取り扱うのでデータの表記方法に工夫が必要となる．たとえばあるクラスの学生 10 人の試験成績が 45, 82, 77, 56, 93, 63, 74, 83, 44, 92 であるとき，各学生の成績を簡便に $x_i(i=1, \cdots, 10)$ で表す．ここで i はサフィックスと呼ばれ，$x_1=45, x_2=82, x_3=77, \cdots, x_{10}=92$ である．学生の人数を n 人とするとき，成績の合計点は $X=x_1+x_2+\cdots+x_n$ である．これは通常，積算記号 Σ（読み方はシグマ）を使って $X=\sum_{i=1}^{n} x_i$ と表記されるが，本書ではルビを使って $X=\overset{1\leq i\leq n}{\Sigma} x_i$ と簡略化する．また積算範囲（$1\leq i\leq n$）が前後の文脈から明らかなときは，ルビを省略して $X=\Sigma x_i$ と略記する．データが $\{x_{ij}\}$ のように二次元のサフィックスで表現される場合は，本書では $X=\overset{1\leq i\leq n}{\Sigma}\overset{1\leq j\leq m}{\Sigma} x_{ij}$ と表記する．

****

b）中央値（メディアン）

　数量データを大きさの順に並べたとき，その中央に位置するデータを中央値（メディアン）と呼ぶ．中央値もまた分布の代表値となりうる．中央値はデータの真ん中に位置するので二分位数，あるいは中位数とも呼ばれる．データの並びを 1, 2, 3, ……, n とし，中央値の順番を m_2 とすると，$(m_2-1):(n-m_2)=1:1$ の関係があるので，$m_2=(1+n)/2$ と求まる．m_2 は n が奇数の場合は整数になるが，n が偶数の場合は少数（0.5 の奇数倍）になる．そのため中央値（M_e と表記する）は

・n が奇数の場合，$M_e=(n+1)/2$ 番目の値

・n が偶数の場合，$M_e=n/2$ 番目の値と $n/2+1$ 番目の値の平均値

となる．

　例　$n=11$ のとき，$m_2=6$ なので，$M_e=x_6$.

　例　$n=10$ のとき，$m_2=5.5$ なので，$M_e=x_{5.5}=(x_5+x_6)/2$.

例題 2.1　生徒 15 人の数学の成績が次のようである．

41, 72, 76, 55, 28, 100, 83, 64, 47, 32, 74, 60, 59, 87, 93.

1）平均値 $\bar{x}$ と中央値 M_e を求めよ．

2）100 点の生徒を除き，14 人の生徒について平均値 $\bar{x}$ と中央値 M_e を求めよ．

解答

1) $\bar{x}=(42+72+\cdots+93)\div15=971\div15=64.73$, Me＝小さい方から 8 番目の値＝64.

2) $\bar{x}=(42+72+\cdots+93)\div14=871\div14=62.21$, Me＝（小さい方から 7 番目の値＋8 番目の値）÷2＝（60＋64）÷2＝62.

問題 2.1　以下は生徒 15 人の英語の成績である.

65, 61, 44, 59, 62, 73, 31, 43, 63, 100, 24, 58, 74, 72, 41.

1) 平均値 $\bar{x}$ と中央値 Me を求めよ.

2) 100 点の生徒を除いた 14 人の生徒について，平均値 $\bar{x}$ と中央値 Me を求めよ.

c）四分位数，十分位数，百分位数（パーセンタイル値）

中央値に関連した統計量に四分位数，十分位数，百分位数（パーセンタイル値）などがある. 数量データを小→大の順に並べたとき，小さい方から 1/4，2/4，3/4 の順番に位置するデータの値をそれぞれ第 1 四分位数，第 2 四分位数（＝二分位数＝中央値），第 3 四分位数と呼ぶ. これらは分布の代表値ではないが，分布の広がりを理解するときに必要となる. その求め方はデータ数 n を 4 で割ったとときの余り（剰余）によって異なる.

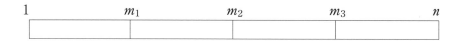

上の表は n 個のデータを小→大の順に並べて，データを 4 等分したときの模式図である. 第 1 四分位数の順番を m_1 とすると，$(m_1-1):(n-m_1)=1:3$ が成り立つので，$m_1=(n+3)/4$ として求める.

　例　$n=100$ のとき，$m_1=25.75$ なので，$M_1=(x_{25}+3\cdot x_{26})/4$.

　例　$n=101$ のとき，$m_1=26$ なので，$M_1=x_{26}$.

　例　$n=102$ のとき，$m_1=26.25$ なので，$M_1=(3\cdot x_{26}+x_{27})/4$.

上の例で，例えば x_{25} は 25 番目のデータを意味する. また $m_1=25.75$ のときは，四分位数は x_{25} に 1/4 の重みをかけた値と x_{26} に 3/4 の重みをかけた値の和として求まる.

　また第 3 四分位数の順番を m_3 とすると，$(m_3-1):(n-m_3)=3:1$ が成り立つので，$m_3=(3n+1)/4$ として求める.

例　$n=100$ のとき，$m_3=75.25$ なので，$M_3=(3 \cdot x_{75}+x_{76})/4$.

例　$n=101$ のとき，$m_3=76$ なので，$M_3=x_{76}$.

例　$n=102$ のとき，$m_3=76.75$ なので，$M_3=(x_{76}+3 \cdot x_{77})/4$.

第3四分位数の求め方は第1四分位数の場合と同様である．

　四分位数は数量データを小→大の順に並べたとき全体の 1/4 または 3/4 に相当する値であるが，順番が 1/10 の整数倍の値を十分位数，順番が 1/100 の整数倍の値をパーセンタイル値（百分位数）と呼ぶ．例えば 25 パーセンタイル値は第1四分位数に，50 パーセンタイル値は中央値に，75 パーセンタイル値は第3四分位数に等しい．

例題 2.2　以下は男子学生 30 人の BMI を昇順に並べたものである．これから BMI の第1四分位数，二分位数，第3四分位数を求めよ．

16.3, 16.7, 17.1, 18.7, 18.9, 19.4, 19.6, 19.9, 20.1, 20.1, 20.1, 21.1, 21.2, 21.4, 21.6, 21.8, 21.9, 22.2, 22.6, 23.0, 23.2, 24.8, 24.8, 25.0, 25.1, 25.4, 25.5, 26.2, 28.5, 35.8.

解答　$n=30$ であるので，$m_1=(30+3)/4=8.25$, $m_2=(30+1)/2=15.5$, $m_3=(3 \cdot 30+1)/4=22.75$.

∴第1四分位数 $=(3 \cdot x_8+x_9)/4=(3 \cdot 19.9+20.1)/4=19.95$.

二分位数 $=(x_{15}+x_{16})/2=(21.6+21.8)/2=21.70$.

第3四分位数 $=(x_{22}+3 \cdot x_{23})/4=(24.8+3 \cdot 24.8)/4=24.80$.

d）モード値（最頻値）

　データ集合のなかで最も発生頻度（度数と呼ぶ）の高い値をモード値（最頻値）と呼ぶ．これもデータの代表値として用いられることがある．しかしデータ数が十分でないとモード値は平均値や中央値とかけ離れた値を示すことがあり，代表値としての信頼度が低くなる．このためモード値は生データからではなく，度数分布表から求めることが多い（§4.3 参照）．

3種の代表値の比較

　3種の代表値のうち，平均値は全データを使って算出されるので信頼度の高い代表値であるといえる．反面，データに極端に大きな（または小さな）値（これをはずれ値という）

が含まれている場合は，平均値はその影響を受ける．中央値はデータを大きさの順に並べたときの中央の値であるので，データにはずれ値があってもその影響は小さい．しかしデータ数が多くてデータがコンピュータ・ファイルに保存されていない場合はデータを大きさの順に並べる手続きが面倒になる．モード値は等しい値を持つデータの個数（＝度数）が最大になる値であるのでわかりやすい．しかしデータ数が少ない場合や，複数個所で度数が最大になる場合はモード値の意味が弱まる．

　等しい値を持つデータの個数（度数）をグラフ表示するのには棒グラフが適当である．しかしデータ数が多くて分布が滑らかに変化する場合は図2.4と図2.5のように曲線（分布曲線）で示すことも可能となる．図2.4はデータが代表値を中心にその周辺に左右対称に分布している場合である．モード値は度数が最大となる横軸の値（図では $x=4$）であり，中央値は全度数を二等分する横軸の値（$x=4$）である．また平均値は分布曲線と横軸で囲まれる領域（面積）を二等分する垂線が横軸と交わる点（$x=4$）である．このため，平均値，中央値，モード値は一致する．これに対し図2.5は分布曲線が右側に偏っており，3種の代表値は一致しない．モード値は度数最大に対応する横軸の値（図では $x=5$）であり，中央値は度数の総和を二等分する横軸の値（図では $x=4.68$）である．また平均値は分布曲線と横軸で囲まれる領域を二等分する垂線が横軸と交わる点の値であり，図では $x=4.60$ である．すなわち，3者の大きさは平均値＜中央値＜モード値になっている．

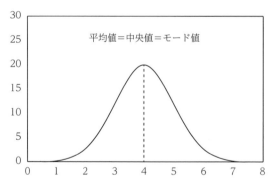

図2.4　代表値を中心とした左右対称な分布曲線

分布の平均値と中央値とモード値が一致する．

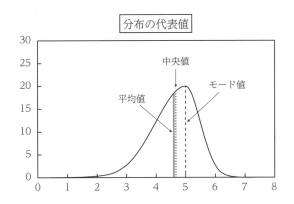

図 2.5　代表値の右側に偏った分布曲線

この例では平均値＜中央値＜モード値の関係がある．

2.2　データの散布度

　数量データの散布度はデータが代表値の近くに集中しているか分散しているかの度合い
を示す指数である．散布度として以下の 5 種の統計量が用いられる．

a）範囲

　範囲＝最大値−最小値　で定義される．計算が容易であり，5 種の中で最も大きな散布度
を与える．またデータにはずれ値が含まれているとその影響を強く受けて極端に大きな値
になる．

b）四分位偏差

　四分位偏差＝（第 3 四分位数−第 1 四分位数）／ 2 で定義される．四分位数ははずれ値
の影響が小さいので，信頼度の高い散布度であるといえる．しかしコンピュータの表計算
ソフトが利用できない場合は計算に手間暇がかかる．

c）平均偏差

　平均偏差＝Σ｜$x_i - \bar{x}$｜／ n で定義される．平均偏差は平均値との差の絶対値を求め，そ
れらを平均した値である．データ数が多い場合は表計算ソフトの利用が勧められる．

d）分散

　分散＝Σ$(x_i - \bar{x})^2$／ n で定義される．すなわち，個々のデータと平均値との差を二乗
し，それらの和を平均した値である．統計学では分散を σ^2 で表わす習慣がある．分散の
次元は物理量の二乗（たとえば cm^2，kg^2 など）であるので他の散布度の次元と異なる．
データ数が多い場合は計算が複雑になるのでパソコンの表計算ソフトを利用する．データ

数が少ない場合は 分散＝$\Sigma\, x_i^2/n-\bar{x}^2$ という変換式（脚注参照）を使って電卓で計算することができる.

e) 不偏分散

不偏分散＝$\Sigma\,(x_i-\bar{x})^2/(n-1)$ で定義される. 分散との違いは右辺の分母が $(n-1)$ になっていることだけである. §9.2で学ぶように, 標本データから母集団の分散を推定するとき不偏分散の方が分散よりも信頼度の高い推定値を与える.

f) 標準偏差

標準偏差＝$\sqrt{\Sigma\,(x_i-\bar{x})^2/n}$ で定義される. 分散の平方根であるので, 標準偏差の次元は他の散布度の次元に等しい. 数量データの散布度を表わすのに標準偏差が使われることが多い. 統計学では標準偏差を σ で表わす習慣がある. 電卓等で標準偏差を計算するときは標準偏差＝$\sqrt{(\Sigma\,x_i^2/n-\bar{x}^2)}$ という変換式を使うのがよい（脚注参照）.

g)（標本）標準偏差

（標本）標準偏差＝$\sqrt{\sum\limits_{1\leq i\leq n}(x_i-\bar{x})^2/(n-1)}$ で定義される. 不偏分散の平方根であるが, "不偏標準偏差" とはいわない. "標本" という形容詞がついているのは, 母集団から抽出された標本データから母集団の標準偏差を推定するときに使われるためである（§10.1で学ぶ）. また本によっては, 標本標準偏差を単に標準偏差と記載している場合があるので注意が必要である.

例題 2.3 下の表は11人の学生が取得した1年間の単位数である. これから平均値, 中央値, モード値, 範囲, 分散, 標準偏差を求めよ.

42, 38, 46, 44, 30, 44, 42, 44, 46, 43, 40.

解答 平均値＝$\bar{x}=\Sigma\,x_i/\,n=(42+38+\cdots+40)/\,11=41.727$.

脚注）分散の数学公式

$\Sigma\,x_i=n\bar{x}$ であることを利用すると

$\Sigma\,(x_i-\bar{x})^2=\Sigma\,\{x_i^2-2\bar{x}x_i+(\bar{x})^2\}=\Sigma\,x_i^2-2\bar{x}\,\Sigma\,x_i+\Sigma\,(\bar{x})^2$

$\qquad\qquad\quad=\Sigma\,x_i^2-2\bar{x}n\bar{x}+n(\bar{x})^2=\Sigma\,x_i^2-n(\bar{x})^2$ であるので

x_i の分散＝$\Sigma\,(x_i-\bar{x})^2/\,n=\Sigma\,x_i^2/\,n-\bar{x}^2$.

また $\Sigma\,y_i=n\bar{y}$ であることを利用すると

y_i の分散＝$\Sigma\,(y_i-\bar{y})^2/\,n=\Sigma\,y_i^2/\,n-\bar{y}^2$

が成り立つ. さらに

x_iy_i の共分散＝$\Sigma\,(x_i-\bar{x})\cdot(y_i-\bar{y})/\,n=(\Sigma\,x_iy_i-\bar{x}\,\Sigma\,y_i-\bar{y}\,\Sigma\,x_i+n\bar{x}\bar{y})/n$

$\qquad\qquad\qquad=\Sigma\,x_iy_i/\,n-\bar{x}\bar{y}$

が導かれる.

データを昇順に並べたとき，中央値＝(11＋1)/2＝6 番目の値＝43.

モード値＝44.（度数＝3）

範囲＝最大値－最小値＝46－30＝16.

分散＝$\Sigma\, x_i^2\, /\, n - \bar{x}^2$＝19361／11－41.727^2＝18.95.

標準偏差 ＝$\sqrt{\text{分散}}$＝$\sqrt{18.95}$＝4.35.

問題 2.2　女子学生 10 名の体重測定値（kg）は次の通りであった．平均値，中央値，範囲，標準偏差を求めよ．49.1，44.3，45.5，48.0，54.2，55.4，50.7，52.9，45.6，56.9

問題 2.3　例題 2.2 の男子学生（30 名）のデータのうち，BMI が 16.3 から 23.0 までの 20 名について，BMI の第 1 四分位数，二分位数，第 3 四分位数を求めよ．

2.3　変動係数

　一般に数量データの散布度は平均値が大きいほど大きく，平均値が小さいほど小さい傾向がある．平均値の影響を除いた変動の大きさを比較するためには，標準偏差を平均値で規格化した値

　　変動係数＝(標準偏差／平均値)×100（％）

を用いる．

問題 2.4　女子大学生の 87 名の身長と体重を測定して以下のような結果を得た．身長と体重ではどちらの変動が大きいといえるか．

身長（cm）：　平均値 158.7　　標準偏差　5.68

体重（kg）：　平均値 53.8　　標準偏差　8.69

2.4　データ分布の特徴を図解する箱ひげ図

　数量データの分布の特徴を簡潔に表現したいときは図 2.6 に示す「箱ひげ図」を利用する．箱ひげ図は分布の中央値（M_e），第 1 および第 3 四分位数（M_1 および M_3），分布の最小値および最大値を一緒に図示したものである．複数の分布の中央値やばらつき具合を大

まかに比較するときに便利である．図 2.6 は男子学生 61 名と女子学生 87 名の BMI デー
タを箱ひげ図で示したものである．全体として女子の方が男子よりも低い BMI 値を示
す．男子の中央値が 21.6，女子の中央値が 20.9 であるので，男子の方が推奨値 22.0 にや
や近く，女子の方がやや少ない傾向がある．また男女とも中央値よりも低い値を示す学生
の割合が高い．とくに女子のその傾向が強い．男女ともに中央値より高い BMI を示す学
生が広範囲に散らばっている．

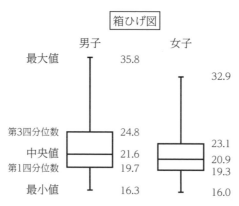

図 2.6　男子学生（61 名）と女子学生（87 名）の BMI 分布の箱ひげ図

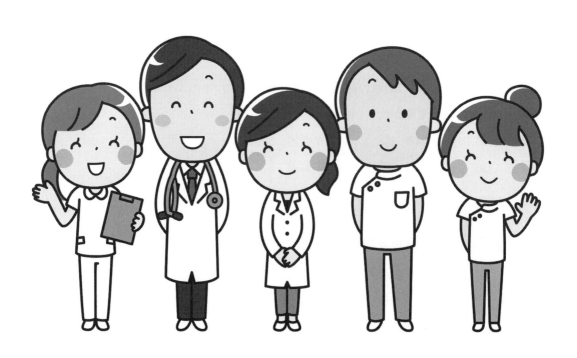

§2 の問題の解答

問題 2.1

15 人の成績は，平均値＝58，中央値＝8 番目の成績 ＝61．

14 人の成績は，平均値＝55，中央値＝(7 番目の成績 ＋8 番目の成績)／2＝60．

問題 2.2

平均値＝$\bar{x}$＝$\sum x_i$／n＝(49.1＋44.3＋⋯＋56.9)／10＝50.26．

データを昇順に並べたとき中央値＝5.5 番目の値＝(49.1＋50.7)/2＝49.9．

範囲＝最大値－最小値＝56.9－44.3＝12.6．

標準偏差＝$\sqrt{\sum x_i^2/n - \bar{x}^2}$＝$\sqrt{2544.02 - 50.26^2}$＝4.24．

問題 2.3

n＝20 であるので，m_1＝(20＋3)/4＝5.75，m_2＝(20＋1)/2＝10.5，

$\quad$ m_3＝(3・20＋1)/4＝15.25．

∴ 第 1 四分位数＝$(x_5 + 3・x_6)/4$＝(18.9＋3・19.4)/4＝19.28．

二分位数＝$(x_{10} + x_{11})/2$＝(20.1＋20.1)/2＝20.1．

第 3 四分位数＝$(3・x_{15} + x_{16})/4$＝(3・21.6＋21.8)/4＝21.65．

問題 2.4

体重の変動係数＝8.69 ÷ 53.8＝0.162

身長の変動係数＝5.68 ÷ 158.7＝0.036．

故に体重の変動の方が大きい．

§3 度数分布表とヒストグラム

数量データの全てを値の大小と無関係に並べて棒グラフにすると棒の高さの変化が大きいので分布の特徴が捉えにくい．しかし値が一定の範囲に属するデータの個数を数えてグラフにすると，個数の変化が緩やかになって分布の特徴が捉えやすくなる．一般にデータサイズの大きな数量データを扱うときは生データを値の大小によっていくつかのグループ（階級と呼ぶ）に分け，各階級のデータの個数から分布の特徴を捉えることが多い．同じ階級に属するデータの個数を度数と呼び，階級と度数の関係を表にしたものを度数分布表と呼ぶ．また階級と度数の関係をグラフに表示したものをヒストグラム（または度数分布図，柱状図）と呼ぶ．この§では度数分布表の求め方やそれをグラフ表示する方法について学ぶ．

3.1 度数分布表

度数分布表はデータを等間隔の階級に区分して，各階級に属するデータの個数（度数）を表にする．表3.1は女子大学生合計142人の身長を4cm間隔で8個の階級に区分した度数分布表である．この表の各欄の意味は以下のように定義される．

表3.1 女子大学生142名の身長の度数分布

階級（cm）	階級値（cm）	度数	累積度数	相対度数（%）	累積相対度数(%)
140〜144	142	2	2	1.4	1.4
144〜148	146	3	5	2.1	3.5
148〜152	150	9	14	6.3	9.8
152〜156	154	31	45	21.8	31.6
156〜160	158	36	81	25.4	57
160〜164	162	41	122	28.9	85.9
164〜168	166	16	138	11.3	97.2
168〜172	170	4	142	2.8	100.0
計		142		100.0	

- 階　　級：各階級の下限値～上限値.（脚注を参照）
- 階 級 値：各階級の中央値.（脚注を参照）
- 度　　数：各階級に属するデータの個数.
- 累積度数：最低階級の度数から当該階級までの度数を合計した値.たとえば3番目の
  階級の累積度数は1～3番目の度数の積算値（2+3+9=14）に等しい.度数分布表か
  ら分布の平均値やモード値を求めるときに使う.（その方法は§4で学ぶ.）
- 相対度数：各階級の度数÷全データ数×100（%）.相対度数の総和は100%になる.
  相対度数はデータ数に依存しないので，データ数が異なる二つの度数分布表を比較す
  るときに役立つ.
- 累積相対度数：累積度数÷全データ数×100（%）.最低階級の相対度数から当該階級
  の相対度数まで積算した値.たとえば3番目の階級の累積相対度数は1～3番目の相
  対度数の積算値（1.4+2.1+6.3=9.8%）に等しい.最高階級の累積相対度数は100%
  になる.累積相対度数のグラフから分布の中央値，四分位数，パーセンタイル値を求
  めることができる.

　度数分布表を作成するときに重要なのは階級幅（ある階級の下限値と次の階級の下限値
の差）の選定である.階級幅を決めると階級数が決まる.階級幅が細かすぎると分布が複
雑になり，粗すぎると分布の特徴が隠されてしまうことがある.そのため，分布の特徴を
最もよく表すように適切な幅を選択することが望まれる.

　階級幅はデータの範囲（最大値と最小値の差）を参考にして決める.データ範囲を
5～20等分するのが一般的である.データ数がnのときの階級数mは

　　　n≒50のとき　　m=5～7
　　　n≒100のとき　　m=8～12
　　　n>100のとき　　m=10～20

が目安となる.見やすい表やグラフを作成するために，各階級の下限値として切れの良い
整数値（たとえば2の倍数，5の倍数，10の倍数など）が選ばれることが多い.

脚注）　階級の表示が140～144，144～148のようにある階級の上限値＝次の階級の下限値と表記されている場合
は，その階級は下限値以上～上限値未満を意味する.このとき階級値はその階級の下限値と上限値の和の半分と
なる（142，146など）.階級が140.0～143.9，144.0～147.9のようにある階級の上限値≠次の階級の下限値であ
る場合も，階級値は同じ階級の下限値と上限値の和の半分となる（141.95，145.95など）.この場合，各データは
四捨五入により小数点以下一桁で表記されているので，実際の階級は139.95以上～143.95未満，143.95以上
～147.95未満などに等しい.

3.2　度数分布のグラフ表示（ヒストグラム）

　度数分布表の各階級の階級値を横軸にとり度数を縦軸にとってグラフ表示したものをヒストグラム（または柱状図）と呼ぶ．主に棒グラフで表現されることが多いが，折れ線グラフが用いられることもある．図3.1と図3.2は女子大学生142人の身長分布を階級幅2cmと4cmにとって棒グラフで表したヒストグラムである．概ね中央値の左右に対称に分布しているといえるが，階級幅2cmの方が中央付近のデータが多い印象を受ける．階級幅を変えてヒストグラムを作成してみて，分布の特徴を最もよく表す階級幅を採用するのがよい．

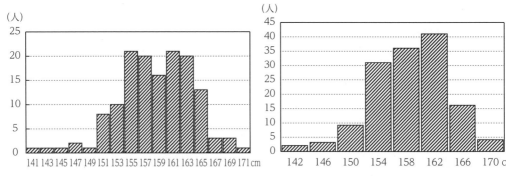

図3.1　女子大学生142人の身長分布の
ヒストグラム（階級幅＝2cm）

図3.2　女子大学生142人の身長分布の
ヒストグラム（階級幅＝4cm）

　図3.3は各階級の階級値・度数で定まる点を折れ線で結んだ度数折れ線図を示している．参考のために階級幅が2cmのヒストグラム（点線で表示）も重ねて示した．階級数が多い場合は一般に折れ線図の方が大まかな特徴をつかみやすい．状況に応じて棒グラフと折れ線図を使い分けるのがよい．

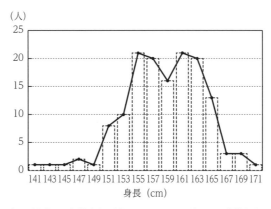

図3.3　身長分布の度数折れ線図とヒストグラム（階級幅＝2cm）

問題 3.1 あるクラスの生徒 45 人の数学の試験結果は次の通りである．階級幅を 10 点とし度数分布表とヒストグラムを作成せよ．

23, 75, 49, 42, 61, 56, 53, 69, 37, 45, 53, 50, 58, 49, 69, 83, 44, 72, 99, 72, 68, 69, 53, 34, 64, 53, 53, 17, 78, 44, 80, 58, 56, 53, 61, 56, 48, 59, 76, 75, 40, 60, 41, 22, 70

3.3 分布の中央値，四分位数の決め方

図 3.4 は表 3.1 の累積相対分布を折れ線で表示したものである．縦軸は累積相対度数（%）を表し，横軸は女子大生 142 名の身長を昇順に表している．この図で縦軸が 50% となる所で水平線を引き，グラフと交わった点から下ろした垂線が横軸と交差する点が身長の中央値である．同様にして，縦軸が 25%，75% となる所で水平線を引き，グラフとの交点から下ろした垂線が横軸と交差する点が身長の第 1 四分位数，第 3 四分位数を与える．図 3.4 から読み取ると，中央値は 155.2cm，第一四分位数は 152.4cm，第三四分位数は 157.1cm であることがわかる．これらはそれぞれ 50 パーセンタイル値，25 パーセンタイル値，75 パーセンタイル値と呼ばれることがある．また図 3.4 で縦軸が 20%，80% の所で水平線を引き，グラフとの交点から下ろした垂線が横軸と交差する点はそれぞれ 20 パーセンタイル値，80 パーセンタイル値を与える．このように任意の数値のパーセンタイル値を定めることができる．

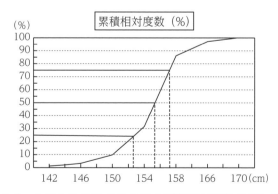

図 3.4 女子大生 142 名の身長の累積相対度数の折れ線図

縦軸が 50%，25%，75% となる所で水平線を引き，グラフと交わった点から下ろした垂線が横軸と交差する点は，身長の中央値，第 1 四分位数，第 3 四分位数を与える．

問題 3.2

下のリストはある病院を受診した患者 100 人の収縮期血圧（mmHg）である．これから適当な階級幅を用いて度数分布表を作り，ヒストグラムを描け．

98, 161, 153, 133, 107, 176, 172, 124, 116, 105, 139, 128, 185, 118, 172, 199, 160, 105, 151, 109, 144, 113, 163, 140, 115, 114, 166, 134, 117, 137, 172, 168, 142, 119, 130, 163, 137, 140, 134, 149, 85, 110, 213, 136, 170, 129, 106, 161, 137, 129, 100, 105, 139, 98, 117, 137, 148, 153, 158, 142, 101, 139, 118, 177, 102, 109, 117, 114, 103, 154, 103, 103, 191, 178, 142, 107, 211, 178, 195, 161, 150, 143, 143, 192, 127, 170, 144, 143, 88, 159, 133, 169, 113, 101, 150, 102, 149, 108, 120, 102.

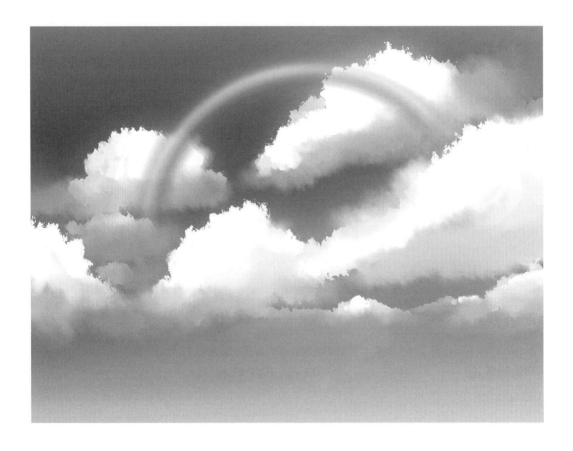

§3 の問題の解答

問題 3.1

階級	階級値	度数	累積度数	相対度数(%)	累積相対度数(%)
10〜19	14.5	1	1	2.2	2.2
20〜29	24.5	2	3	4.4	6.6
30〜39	34.5	2	5	4.4	11.1
40〜49	44.5	9	14	20.0	31.1
50〜59	54.5	13	27	28.9	60.0
60〜69	64.5	8	35	17.8	77.8
70〜79	74.5	7	42	15.6	93.3
80〜89	84.9	2	44	4.4	97.8
90〜99	94.5	1	45	2.2	100.0
計		45		100.0	

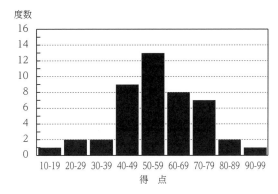

問題 3.1 のヒストグラム

問題 3.2 （階級幅＝20 の例）

階級	階級値	度数	累積度数	相対度数(%)	累積相対度数(%)
90〜99	89.5	4	4	4.0	4.0
100〜119	109.5	31	35	31.0	35.0
120〜139	129.5	19	54	19.0	54.0
140〜159	149.5	21	75	21.0	75.0
160〜179	169.5	18	93	18.0	93.0
180〜199	189.5	5	98	5.0	98.0
200〜219	209.5	2	100	2.0	100.0
計		100		100.0	

ヒストグラムは省略.

§4　度数分布表の代表値と散布度

　医療保健分野では調査結果を度数分布表で示すことが多い．この§では度数分布表から分布の代表値や散布度を求める方法について学ぶ．はじめにその数学的基礎となる重み付き平均について解説する．

4.1　重み付き平均 ―数学的準備―

　表4.1は1年生5クラスの生徒数 n_i （$i=1$〜5）と各クラスの英語の平均点 $\bar{x}$ を表にしたものである．このとき学年全体の平均点はA組〜E組の平均点の和（$=356$）を5で割った値（$=71.2$）ではない．その理由は，各組の生徒数が異なるので各組の平均点を同等に扱えないためである．学年全体の平均点は総得点（$=\sum n_i \cdot \bar{x}_i$）を総人数（$=\sum n_i=N$）で割った値に等しい．学年全体の生徒数は $N=\sum n_i=30+44+37+29+40=180$，学年の総得点は $S=\sum n_i \cdot \bar{x}_i=30 \cdot 80+44 \cdot 65+37 \cdot 68+29 \cdot 70+40 \cdot 73=12726$ であるので，学年の平均点 $=12726/180=70.7$ となる．これを数式で表現すると

$$学年平均 = \sum n_i . \bar{x}_i \diagup \sum n_i \tag{1}$$

となる．つまり，学年平均は各クラスの平均点 $\bar{x}_i$ に人数 n_i の重みをつけた平均に等しい．このため（1）式を重み付き平均（または加重平均）と呼ぶ．$N=\sum n_i$ を使うと（1）式は

$$学年平均 = \sum \bar{x}_i \cdot (n_i \diagup N)$$

と書き換えることができる．

表 4.1

	A 組	B 組	C 組	D 組	E 組
クラスの人数	30	44	37	29	40
クラスの平均点	80	65	68	70	73

　一般に重み付き平均は，重み関数を w_i として

$$重み付き平均 = \sum (w_i . \bar{x}_i) \diagup \sum w_i \tag{2}$$

と表現できる．また $\Sigma\, w_i = W$, $f_i = w_i / W$ と表記すると，

  重み付き平均 $= \Sigma\, f_i \cdot \bar{x}_i$ (3)

と単純化される（ただし $\Sigma\, f_i = 1$）．

問題 4.1

  A君が大学卒業までに修得した単位は，秀 30 単位，優 45 単位，良 33 単位，可 24 単位
である．またB君は秀 20 単位，優 50 単位，良 40 単位，可 32 単位である．A君とB君
の GPA（grade point average；平均評価点）はどちらが高いか．ここで GPA は取得
単位数に評価点 秀 4，優 3，良 2，可 1 を掛けて積算した値を全単位数で割った値で定義
される．取得単位の半分が優で半分が良の場合は GPA＝2.5 となり，秀と優が半々の
場合は GPA＝3.5 となる．

4.2 度数分布表の平均値と散布度の求め方

  度数分布表には各階級の階級値（下限値と上限値の和の半分）と度数が与えられている．
各階級のデータ数が十分大きいときは，各階級値は近似的にその階級に属するデータの平
均値に等しいと考えてよい．このとき重み付き平均を使って度数分布表から分布の平均値
や分散の近似値を求めることができる．しかしデータ数が十分でないときは両方法による
差が大きくなる．

a) 平均値

  分布全体の平均値は各階級の度数を重みとして，（3）式から階級値を重み付き平均して
求める．

  $\bar{x} = \Sigma\,$（各階級の階級値）$\times$（各階級の度数）$/\, N$ (4)

例題 4.1

  表 4.2 は女子学生 140 人の体重を度数分布表で表したものである（単位は kg）．空欄を
埋めて表を完成させ，度数を重みとした平均体重を求めよ．

表 4. 2

階　　級	階級値	度　　数	階級値×度数
36〜40	38	3	114
40〜44	42	14	588
44〜48		22	
48〜52		36	
52〜56		25	
56〜60		19	
60〜64		8	
64〜68		7	
68〜72		4	
72〜76		2	
	合　　計		

解答　空欄を埋めると階級値×度数の合計＝7352kg．度数の合計＝140 であるので，

平均体重＝7352kg÷140＝52.51kg.

b) 分散

　度数分布表から分布全体の平均値が求まると，各階級の階級値と全体の平均値の差を二乗した値が求まる．このとき分布の分散は，各階級の度数を重みとし，両者の差の二乗を加重平均して求められる．

　　分散＝Σ（各階級の階級値－全体の平均値）^{2}×（各階級の度数）／N　　　　　　(5)

c) 標準偏差

　度数分布表から分散が求まると，標準偏差は分散の平方根として

　標準偏差＝$\sqrt{\text{分散}}$　　　　　　　　　　　　　　　　　　　　　　　　(6)

で与えられる．標準偏差は分布の広がりを示す指数でもある．

d) 平均偏差

　平均偏差は，各階級の階級値と分布全体の平均値との差の絶対値を求め，それを各階級の度数を重みとして加重平均した値である．

　　平均偏差＝Σ｜各階級の階級値－全体の平均値｜×（各階級の度数）／N

　以上の式から求めた分散・標準偏差・平均偏差は厳密には生データから求めた分散・標準偏差・平均偏差と一致しないが，データ数が大きくなるにつれ両者の差が小さくなる．

問題 4.2

女子学生（87名）の身長のデータ（表4.3）から，階級幅を4cmとして度数分布表を作成し，それから分布の平均値，分散，標準偏差を求めよ．（階級は 142.0〜146.0 未満から始めよ．）

表 4.3

女子身長	164.4	154.6	154.8	153.7	160.2	152.1	161.8	156.3
	162.3	152.2	162.5	164.2	160.7	163.8	164.4	162.6	165.6
	160.2	151.4	161.9	162.5	157.9	163.2	159.8	159.6	161.7
	153.4	158.6	164.5	157.2	156.2	165.0	165.4	163.0	153.5
	150.4	165.4	163.0	164.8	151.0	159.0	153.2	146.5	157.5
	160.7	155.2	159.4	160.0	163.0	165.6	160.4	144.6	164.3
	155.4	155.5	168.3	160.6	154.4	162.6	157.5	157.0	162.5
	157.3	161.4	158.8	151.3	154.7	160.5	152.0	157.0	154.8
	151.4	157.4	161.2	156.6	155.7	159.9	162.3	158.6	158.6
	161.0	166.7	160.6	151.4	155.8	146.4	149.0

4.3 中央値，モード値，四分位数の求め方

a) 中央値（中位数，二分位数，メディアン）

中央値は数量データを大きさの順に並べたとき中央に位置するデータの値である．度数分布表から中央値を求めるには，まず①中央の位置がどの階級に属するかを求め，次に②中央の位置がその階級の中で占める位置を求め，最後に③中央値をその階級の下限値と上限値から比例配分によって求める．図4.1は累積度数が m 番目の階級で $N/2$（中央の順位）を超えるときに中央値を求める方法を図解したものである．中央値は m 番目の階級の下限値（x_2 とする）に階級幅（$\Delta x = x_3 - x_2$）の一部分を比例配分により加えた値になる．m 番目の階級の度数を n_m（$= N_3 - N_2$）とし，比例配分による補正値を ΔA とすると，$\Delta x : \Delta A = n_m : (N/2 - N_2)$ が成り立つ．したがって中央値 Me は

$$\text{Me} = x_2 + \frac{N/2 - N_2}{n_m} \Delta x \tag{7}$$

$$= (m \text{ 番目の階級の下限値}) + [(N/2 - N_2) / (m \text{ 番目の階級の度数})] \times \text{階級幅}$$

として求まる.

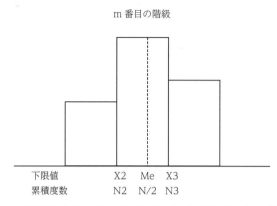

m 番目の階級

| 下限値 | | X2 | Me | X3 | |
| 累積度数 | | N2 | N/2 | N3 | |

図 4.1　度数分布表から中央値（Mₑ）を求める方法の説明図

x_2, x_3 はそれぞれ m 番目および $(m+1)$ 番目の階級の下限値を示す. 階級幅は $\Delta x = x_3 - x_2$ である. N_2, N_3 はそれぞれ $(m-1)$ 番目および m 番目の階級までの累積度数を示す.

例題 4.2　表 4.4 は受験生 500 人の入学試験の成績を度数分布表で表したものである. この表から得点の中央値を求めよ.

表 4.4　入学試験の成績の度数分布表

階級（点）	度数	累積度数
300〜349	0	0
350〜399	4	4
400〜449	13	17
450〜499	45	62
500〜549	59	121
550〜599	80	201
600〜649	94	295
650〜699	81	376
700〜749	63	439
750〜799	36	475
800〜849	21	496
850〜899	4	500
合計	500	

解答　①累積度数が $N/2 = 250$ になるのは 7 番目の階級であり, ② 6 番目までの累積度数 $= 201$ である. また 7 番目の階級の度数 $= 94$, 7 番目の階級の下限値 $= 600$, 階級幅 $= 50$ である. したがって, (7) 式から③中央値 $= 600 + [(250 - 201)/94] \times 50 = 626.1$ となる.

b) 四分位数

　四分位数は中央値を求めるのと同じ方法で求めることができる. ①まず四分位点が属する階級を調べ, ②次にひとつ前の階級までの累積度数を求めて, ③最後に四分位点の位置 (順番) と, その階級の下限値を (7) 式に代入して, 四分位数を算出する.

問題 4.3　表 4.4 の度数分布表から第 1 四分位数, 第 3 四分位数を求めよ.

c) モード値 (最頻値)

　モード値は分布のなかで発生頻度が最も高い数値のことである. 度数分布が一峰性の場合, 度数分布表やヒストグラムから度数が最大になる階級はすぐ見つかるが, 発生頻度が最も高いモード値がその階級の中のどこに位置しているかを求める必要がある. いまモード値が属する階級の度数を n_2, 左隣および右隣の階級の度数をそれぞれ n_1, n_3 とする (図 4.2). またモード値が属する階級の下限値を x_2, 右隣の階級の下限値を x_3, モード値を Mo とする. モード値は (n_2-n_1) が (n_2-n_3) に比べて小さいほど x_2 に近い値となり, 大きければ x_3 に近いとなる. すなわち, Mo は階級幅 $\Delta x = x_3 - x_2$ を前後の階級の度数の差に比例するように配分する. 図 4.2 の説明図を参照すると,

$$(n_2-n_1) : (n_2-n_3) = (\text{Mo}-x_2) : (x_3-\text{Mo})$$

が成り立つ. これに $x_3 = x_2 + \Delta x$ を代入すると,

$$\text{Mo} = x_2 + \frac{(n_2-n_1)}{(n_2-n_1)+(n_2-n_3)} \Delta x \tag{8}$$

が得られる.

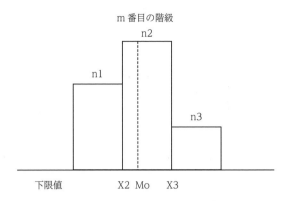

図4.2 度数分布表からモード値（Mo）を求める方法の説明図

x_2, x_3 はそれぞれ m 番目および（$m+1$）番目の階級の下限値を表わす。また $n1$, $n2$, $n3$ はそれぞれ（$m-1$）番目，m 番目，（$m+1$）番目の階級の度数を表わす。分布の階級幅は $\Delta x = x_3 - x_2$ である。

例題4.3 表4.4の度数分布表から入学試験の成績のモード値を求めよ。

解答 7番目の階級の度数が最大（＝94）であるので，モード値は 600−649 の間にある。

6, 7, 8 番目の度数 $n_1 = 80$, $n_2 = 94$, $n_3 = 81$ を（8）式に代入すると

モード値＝$600+(94-80)/(94-80+94-81) \times 50 = 600 + (14/27) \times 50$

$= 625.9$.

問題4.4 表4.5は女子学生140名のBMIの度数分布表である。

1）この表の累積度数蘭を埋めよ。

2）BMIの平均値を求めよ

3）BMIの中央値，モード値，第1四分位数，第3四分位数を求めよ。

表4.5 女子学生140名のBMIの度数分布表

階 級	階級値	度 数	累積度数
14〜16	15	2	
16〜18	17	16	
18〜20	19	45	
20〜22	21	32	
22〜24	23	23	
24〜26	25	13	
26〜28	27	6	
28〜30	29	2	
30〜32	31	1	
合 計		140	

※階級の上限値は未満を意味する。

例題 4.4 表 4.6 は 40 代男性の 1 日の睡眠時間の度数分布を表している．以下の指示に従って空欄を埋め，40 代男性の睡眠時間の平均値と標準偏差を求めよ．

1) (4) 式から 40 代男性の平均睡眠時間を求めよ．

2) 各階級の睡眠時間偏差 ＝(階級値 － 平均睡眠時間)を求めよ．

3) 各階級の睡眠時間偏差の二乗 × 人数を求めよ．

4) (5) 式および (6) 式から睡眠時間の分散および標準偏差を求めよ．

表 4.6　40 代男性の睡眠時間

階級 (時間)	階級値 (時間)	人数	階級値 ×人数	睡眠時間 偏差	睡眠時間偏差 の二乗×人数
4～5	4.5	39	175.5	-2.022	159.451
5～6	5.5	160			
6～7	6.5	232			
7～8	7.5	157			
8～9	8.5	31			
9～10	9.5	11			
合　計		630			

平均睡眠時 間(時間)	分　　散 (時間^2)	標準偏差 (時間)

解答　空欄を埋めると，

(4) 式から　平均睡眠時間は 4109 ／ 630＝6.52 (時間)．

(5) 式から　睡眠時間の分散は 695.69 ／ 630＝1.10 (時間^2)．

(6) 式から　睡眠時間の標準偏差は 1.05 (時間)．(分散の平方根)

問題4.5 次の表は 40 代女性の 1 日の睡眠時間の分布を表している．この表から睡眠時間の平均値と標準偏差を求めよ．

睡眠時間	4～5 時間	5～6 時間	6～7 時間	7～8 時間	8～9 時間	9～10 時間
人　数	64 人	255 人	243 人	110 人	22 人	6 人

§4 の問題の解答

問題 4.1

A 君の全単位数は 132，B 君の全単位数は 142．A 君の全 GP は 345，B 君の全 GP は 342．A 君の GPA2.61，B 君の GPA は 2.41．故に A 君の方が高い．

問題 4.2 階級幅 4cm のヒストグラムと度数分布表は以下の通り．

階級	階級値	度数	重み
142〜146	144	1	0.0115
146〜150	148	3	0.0345
150〜154	152	13	0.1494
154〜158	156	21	0.2414
158〜162	160	24	0.2759
162〜166	164	23	0.2643
166〜170	168	2	0.0230
合　計		87	1

(4) 式に表の数値を代入して　平均値＝158.48cm.

(5) 式に表の数値を代入して　分散＝24.73cm.

(6) 式より標準偏差＝ 分散の平方根＝4.97cm.

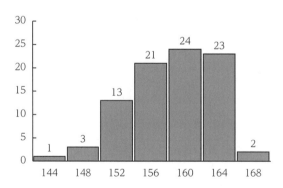

問題 4.3

第 1 四分位数：

①累積度数が $N/4＝125$ になるのは 6 番目の階級であり，②5 番目までの累積度数 ＝121 である．また 6 番目の階級の度数＝80，6 番目の階級の下限値＝550，階級幅 ＝50 である．したがって③ (7) 式から第 1 四分位数＝550＋〔(125−121)÷80〕×50＝ 552.5.

第3四分位数：

①累積度数が $N/4×3＝375$ を超えるのは8番目の階級であり，②7番目までの累積度数＝295 である．また8番目の階級の度数＝81，8番目の階級の下限値＝650，階級幅＝50 である．したがって③（7）式から第3四分位数＝$650＋(375－295)÷81×50＝699.4$．

問題 4. 4

1）第1階級から順に 2, 18, 63, 95, 118, 131, 137, 139, 140.

2）（4）式から 平均値 ＝ Σ（階級値 × 度数）／ $N＝2934 ／ 140＝20.96$．

3）中央値（4番目の階級）＝$20＋(70－63)／32×2＝20.44$．

　モード値（3番目の階級）＝$18＋(45－16)／(90－16－32)×2＝19.38$．

　第1四分位数（3番目の階級）＝$18＋(35－18)／45×2＝18.76$．

　第3四分位数（5番目の階級）＝$22＋(105－95)／23×2＝22.87$．

問題 4. 5

（4）式から 平均睡眠時間は 6.20（時間）．

（5）式から 分散は 0.999（時間^2）．

（6）式から 標準偏差は 1.00（時間）

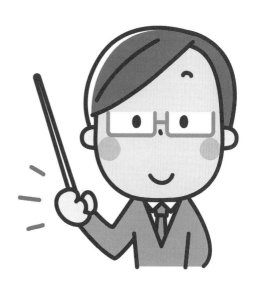

Part II

相関解析

　医療保健分野では，例えば男性と女性の平均寿命の関係や，特定疾患と生活習慣の関連性などのように，2種類の数量データあるいはカテゴリーデータの間に相関関係・関連性があるかないかを調べることが多い．その方法は相関解析あるいは相関分析と呼ばれ，確率論に基礎をおいている．しかし同じく確率論に基礎をおく推計統計学と異なる側面があるので，本書では推計統計学とは独立に取り扱う．相関解析は，例えば喫煙量と特定疾患による死亡率の関係や，治療方法と治療効果の関係のように，2変数間の因果関係を探求するときの有力な手段になる．そのため医療保健分野で広く利用される．

§5　数量データの相関関係

この§では一組の数量データ（2変数）の相関関係を表す指数（相関係数）の導き方を学び，その意味を理解する.

5.1　散布図

2変数のうち一方の変数を横軸に他方の変数を縦軸にとって全データを平面座標上にプロットしたものを散布図という. 散布図は相関図とも呼ばれ，2変数間の相関関係を視覚的に理解するのに役立つ. はじめに散布図の例をみていく.

図 5.1 の散布図は 47 都道府県別の胃がんによる男性と女性の年齢調整死亡率[脚注]（10万人当たりの死亡者数）を比較したものである. これによれば男性の死亡者は女性の死亡者より 10 人ほど多く，47 個のプロット点はほぼ直線上に載っている. すなわち男性の死亡者が多い（少ない）都道府県では女性の死亡者も多い（少ない）ことがわかる. このように両者が非常に高い相関関係を示すことは，胃がんが男女に共通した社会環境ないし生活習慣が原因となって発症していることを示唆している.

図 5.2 は北海道を除いた 46 都道府県別の 1 月の平均気温と脳血管疾患による年齢調整死亡率の関係を示した散布図である. プロット点は概ね直線の近傍に分布しているので，冬期間の気温が低い地方ほど脳血管疾患による死亡者が多いといえる. 寒さは血管を収縮させ，血液の粘性を増やし，血液の比重を増やすことによって血流を阻害するので，脳卒中・脳梗塞の危険因子になっていることが考えられる.（例外的に，北海道は外気温が最も低いにも拘わらず脳血管疾患による死亡率は全国平均並みである. その理由は，北海道の

脚注）年齢調整死亡率

　　高齢者の死亡者数は若年者の死亡者数より多いので，高齢者の割合が高い都道府県ほど死亡者数が多く見積もられる. そのため年齢構成を考慮しない死亡者数からは都道府県別の死亡率を比較することができない. この年齢構成の影響を取り除くために，厚生労働省は各都道府県の年齢構成が一律に 1985 年の全日本の年齢構成に等しいと仮定して 10 万人当たりの死亡者数を算定している. これを年齢調整死亡率という.

住宅は二重窓や暖房設備が整っているため室内気温がそれほど低くないためであると考えられている.)

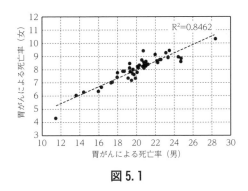

図 5.1

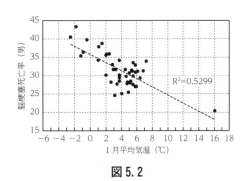

図 5.2

図5.3 は47 都道府県別の膀胱がんによる男性と女性の年齢調整死亡率を比較した散布図である. 男性の死亡率が高い地方は女性の死亡率も高い傾向があることが読みとれるが, プロット点の散らばりが大きい. そのため, 膀胱がんの発症には男女に共通した要因だけでなく, 男女別々の要因が関係していると推測される.

図5.4 は47 都道府県別の全部位がんによる 10 万人当りの死亡率と脳血管疾患による死亡率を比較した散布図である. プロット点の散らばりが非常に大きく, 両者の間にほとんど関係性がみられない (近似直線は水平である). このことはがんの死亡要因と脳血管疾患の死亡要因はほとんど無関係である (互いに独立である) ことを示唆している.

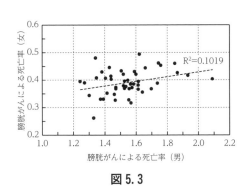

図 5.3

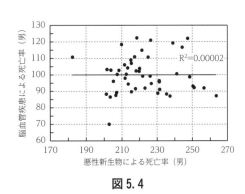

図 5.4

このように 2 変数の散布図は両者の関係に関わる様々な情報を提供してくれる.

図5.1〜図5.3のように 2 変数の間に強い関係があるときプロット点は点線で示した近似直線の近傍に分布する. 横軸の値が大きくなるにつれて縦軸の値も大きくなる場合 (図5.1と図5.3) は 2 変数間に正の相関 (順相関) があるという. 逆に横軸の値が大きくなる

につれて縦軸の値が小さくなる場合（図5.2）は負の相関（逆相関）があるという．また相関の正負は問わずに，プロット点が近似直線の近くに分布している場合を強い相関があるという．一方，図5.4ではプロット点の縦軸と横軸の値が相互に無関係に分布している．このとき2変数は無相関である（あるいは互いに独立である）という．図5.1〜図5.4には2変数の相関の強さを表す相関係数 r の二乗値（r は relation の先頭文字）も示した．以下では相関係数 r の求め方とその意味について学ぶ．

5.2　回帰分析（数式の導き方は△）

　ひとつの変数の変動をほかの変数の変動で説明する試みを回帰分析という．一般的にひとつの変数の変動に複数の変数の変動が関わっている可能性がある．例えば個人の体重の変動は摂取カロリーだけでなく，基礎代謝量，運動量の影響などを受けると考えられる．いま調査対象の変数（これを目的変数と呼ぶ）を $g(i)$ （$i=1, 2, 3, \cdots, n$；n はデータ数）で表し，その変動要因と考えられる k 個の変数（これを説明変数と呼ぶ）を $f_j(i)$ （$j=1, 2, \cdots, k$）で表すとき，回帰分析は

$$g(i)=a_1 \cdot f_1(i)+a_2 \cdot f_2(i)+\cdots+a_k \cdot f_k(i)+\varepsilon(i), \quad (i=1, 2, \cdots, n)$$

と表現される．ここで係数 a_1〜a_k は未知数である．また $\varepsilon(i)$ は誤差ないし残差と呼ばれ，$\Sigma \varepsilon(i)=0$ の条件を満たしている．回帰分析は $g(i)$ および $f_j(i)$ の観測値から誤差の二乗和（$=\Sigma \varepsilon(i)^2$）を最小にする係数 a_1〜a_k を決めることである．

　最も単純な回帰分析は説明変数がひとつの場合である（単回帰分析）．図5.1〜図5.3でみたように，目的変数を縦軸にとり説明変数を横軸にとって散布図を描くとプロット点は2変数間の相関が強いほど近似直線の近傍に分布する．このときプロット点と近似曲線の差を誤差（または残差）と定義して，誤差の二乗和が最小になるように近似直線を決定する．この方法は最小二乗法と呼ばれ，近似直線は回帰直線と呼ばれる．いま回帰直線を

$$\tilde{y}_i=a x_i+b \qquad (i=1, 2, 3, \cdots, n) \tag{1}$$

で表わすとき，n 組のデータ (x_i, y_i) の間に

$$y_i=a x_i+b+\varepsilon_i \tag{2}$$

が成り立つ．ここで ε_i はプロット点と回帰直線（1）との差（$=y_i-\tilde{y}_i$）である．この差の二乗和 $S=\Sigma \varepsilon_i^2=\Sigma \{y_i-a x_i-b\}^2$ を最小にする条件は $\partial S/\partial a=0$，$\partial S/\partial b=0$ で与えられる^{次ページの脚注1)}．この連立方程式を解くと係数 a と b は

$$a = (n \sum x_i y_i - \sum x_i \sum y_i) / \{n \sum x_i^2 - (\sum x_i)^2\} \tag{3}$$

$$b = (\sum x_i^2 \sum y_i - \sum x_i \sum x_i y_i) / \{n \sum x_i^2 - (\sum x_i)^2\} \tag{4}$$

と求まる.

回帰直線の係数 a, b は以下の方法でも求めることができる. いま x_i の平均値を $\bar{x}$, y_i の平均値を $\bar{y}$ とすると, $\sum x_i = n\bar{x}$, $\sum y_i = n\bar{y}$ が成り立つ. また誤差 ε_i は $\sum \varepsilon_i = 0$ を満たすとすると, $\sum$ (2) 式から

$$\bar{y} = a\bar{x} + b \tag{5}$$

の関係式が得られる. これと (1) 式との差をとると

$$(\tilde{y}_i - \bar{y}) = a(x_i - \bar{x}) \tag{6}$$

が得られる. すなわち回帰直線 (1) はプロット点の重心 $(\bar{x}, \bar{y})$ を通り, 傾き a の直線である. また $b = \bar{y} - a\bar{x}$ を (2) 式に代入すると, 誤差 ε_i は

$$\varepsilon_i = (y_i - \bar{y}) - a(x_i - \bar{x})$$

と書き換えられる. また誤差の二乗和は

$$S = \sum \{(y_i - \bar{y}) - a(x_i - \bar{x})\}^2$$

で表される. 従って S を最小にする a は $dS/da = 0$ の条件から

$$a = \sum (x_i - \bar{x}) \cdot (y_i - \bar{y}) / \sum (x_i - \bar{x})^2 \tag{7}$$

と求まる. a が定まると係数 b は (5) 式から

$$b = \bar{y} - a\bar{x} \tag{8}$$

と求まる. $\sum x_i = n\bar{x}$, $\sum y_i = n\bar{y}$ を使って変形すると, (3), (4) 式と (7), (8) 式は, 互いに等しいことが確認できる. 回帰直線を求めるのには (3), (4) 式よりも (7), (8) 式の方が簡便である[脚注2].

図5.1〜図5.3の点線は, y_i を目的変数, x_i を説明関数としたときの回帰直線を示している. しかし両変数の関係は対等であるので, x_i を目的関数, y_i を説明変数としてもよい. このときの回帰直線は

$$x_i = cy_i + d \qquad (i = 1, 2, \cdots, n) \tag{9}$$

$$c = \sum (x_i - \bar{x}) \cdot (y_i - \bar{y}) / \sum (y_i - \bar{y})^2 \tag{10}$$

脚注1) 複数の変数を含む関数をひとつの変数だけに着目して微分することを偏微分と呼び, 微分演算子として ∂ を使う (d ではない). S が二つの変数 a, b を含む関数であるとき, $\partial S / \partial a$ は $b =$ 定数を仮定して S を a について微分することを意味し, $\partial S / \partial b$ は $a =$ 定数を仮定して S を b について微分することを意味する.

脚注2) このように決定された係数 a は $\pm \Delta a$, b は $\pm \Delta b$ の誤差範囲を持つ. $Se = \sqrt{S/(n-2)}$ とすると, Δa と Δb はそれぞれ $\Delta a = Se \cdot \sqrt{n/(n\sum x_i^2 - (\sum x_i)^2)}$, $\Delta b = Se \cdot \sqrt{\sum x_i^2/(n\sum x_i^2 - (\sum x_i)^2)}$ で与えられる.

$$d=\bar{x}-c\bar{y} \qquad\qquad\qquad (11)$$

と書き表われる[脚注].

例題5.1　下の表は2010年の関東甲信地方の男女別の平均寿命を示したものである.

1）男性の平均寿命 x_i と女性の平均寿命 y_i の関係を散布図で描け.

2）回帰直線 $(y_i-\bar{y})=a(x_i-\bar{x})$ の勾配 a を（7）式を使って求めよ.

3）回帰直線 $(x_i-\bar{x})=c(y_i-\bar{y})$ の勾配 c を（10）式を使って求めよ.

4）二つの勾配の積 $a\cdot c$ を求めて，（15）式で与えられる相関係数（r）の二乗に等しいことを確かめよ.

	茨城	栃木	群馬	埼玉	千葉	東京	神奈川	山梨	長野
男性	79.09	79.06	79.40	79.62	79.88	79.82	80.25	79.54	80.88
女性	85.83	85.66	85.91	85.88	86.20	86.39	86.63	86.65	87.18

解答

1）男性の平均寿命を横軸にし，女性の平均寿命を縦軸にしてプロットした散布図を図5.5に示した. 2直線の交点は散布図の重心 $(\bar{x},\ \bar{y})$ に一致する.

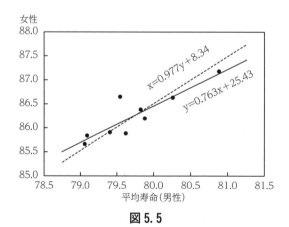

図5.5

脚注）（7）式の傾き a と（10）式の傾き c の積は

$a\cdot c=\{\Sigma(x_i-\bar{x})\cdot(y_i-\bar{y})\}^2\big/\Sigma(x_i-\bar{x})^2\cdot\Sigma(y_i-\bar{y})^2$

となる. この値は（17）式で与えられる相関係数の二乗値に等しい。すなわち2変数のどちらを目的変数にとっても同じ相関係数が得られる.

2) 電卓を使って計算すると, $\bar{x}=\sum x_i/9=79.7267$, $\bar{y}=\sum y_i/9=86.2589$, $\sum x_i^2=57209.7$, $\sum y_i^2=66967.3$, $\sum x_iy_i=61896.2$ が得られる. これらの値を分散の数学公式（16ページ脚注参照）を使って（7）式に代入すると, $a=0.761$ が得られる（計算精度を上げると $a=0.763$). 図5.5の実線は（6）式で表わされる回帰直線を示している.

3) これらの値を数学公式を使って（10）式に代入すると, $c=1.023$ が得られる. 図5.5の破線は（9）式で表わされる回帰直線を示している.

4) $a \cdot c=0.761\times1.023=0.779$.

※）小数点以下の桁数を少なくすると計算精度が落ちることに注意されたい.

5.3 相関係数と決定係数（数式の導き方は△）

図5.1～図5.4でみたように2変数間の相関が強ければプロット点は回帰直線の近傍に分布し, 相関が弱くなるにつれて回帰直線から離れた所まで広く分布する. 全プロット点が直線上にある場合は2変数が完全な相関関係にあることを意味する. 逆に2変数の間に全く相関がない場合は, プロット点は無秩序に分散して回帰直線の係数 $a=0$ になる. このとき2変数は互いに独立であるという.

2変数の相関の強さを表す指数はプロット点の散らばり具合を数値化して求められる. 図5.6にプロット点の縦軸の値 (y_i) と, その平均値 ($\bar{y}$) と, 回帰直線による近似値 ($\tilde{y}_i$) の関係を示した. このとき散らばりの大きさは回帰直線と各プロット点との差の分散で表される. y_i の近似値 $\tilde{y}_i$ は（6）式より

$$\tilde{y}_i=a(x_i-\bar{x})+\bar{y} \tag{12}$$

で与えられる. 2変数間に全く相関がない場合（$a=0$ の場合）は, $\tilde{y}_i=\bar{y}$ となる（図5.4参照）. このときプロット点の縦軸の値 (y_i) と平均値 ($\bar{y}$) の差 ($\in_i$ と表記) の分散は

$$\sum \in_i^2/n=\sum(y_i-\bar{y})^2/n \tag{13}$$

である. 一方 $a\neq0$ の場合は, 直線近似の値 $\tilde{y}_i$ と平均値 $\bar{y}$ の差 (e_i と表記) の分散は, （12）式を使うと,

$$\sum e_i^2/n=\sum(\tilde{y}_i-\bar{y})^2/n=\sum a^2(x_i-\bar{x})^2/n \tag{14}$$

となる. （14）式と（13）式の比 (r^2 と表記) は, （7）式を使って

$$r^2=\frac{\sum e_i^2}{\sum \in_i^2}=\frac{\{\sum(x_i-\bar{x})\cdot(y_i-\bar{y})\}^2}{\sum(x_i-\bar{x})^2\cdot\sum(y_i-\bar{y})^2} \tag{15}$$

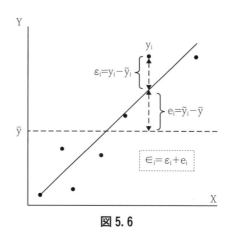

図 5. 6

と表される．r^2 値は回帰直線による $\{\tilde{y}_i\}$ の分散と全データ $\{y_i\}$ の分散の比であるので，回帰直線が全データの分散の何割を説明できるかを示している．言い換えれば，直線近似（12）式は変数 $\{y_i\}$ の変動の $r^2 \times 100$（％）を説明できることを意味している．たとえば r^2 値が 0.62 のとき，$\{y_i\}$ の変動の 62％は予測式（12）で説明できるが，残りの 38％は他の要因によって生じていることを意味している．このため r^2 値は決定係数と呼ばれる．

　一方，回帰直線と元データの差の二乗和 $\sum \varepsilon_i^2 = \sum (y_i - \tilde{y}_i)^2$ と $\sum \in_i^2$ の比は，$\varepsilon_i + e_i = \in_i$ と $\sum \varepsilon_i \cdot e_i = 0$ を用いると

$$\sum \varepsilon_i^2 \Big/ \sum \in_i^2 = 1 - r^2 \tag{16}$$

であることが導かれる．（16）式は r が ± 1 に近いほど $|\varepsilon_i|$ がゼロに近いこと（プロット点が回帰直線の近くに分布すること）を意味している．すなわち r 値は 2 変数の相関の強さを表す．（15）式の平方根

$$r = \frac{\sum (x_i - \bar{x}) \cdot (y_i - \bar{y})}{\sqrt{\sum (x_i - \bar{x})^2 \cdot \sum (y_i - \bar{y})^2}} \tag{17}$$

はピアソンの相関係数または単に相関係数と呼ばれる[脚注1)]．

　相関係数 r の大きさは，シュワルツの不等式[脚注2)]から，$r^2 \leqq 1$（すなわち $-1 \leqq r \leqq 1$）の範囲の値をとることがわかる．$r > 0$ のときは x_i が増加するとき y_i も増加するので正の相

脚注 1）エクセル関数
　相関係数 r はエクセル関数（CORREL）を使えば簡単に求められる．また散布図を描いて近似直線の式と r^2 値を表示させることもできる．しかし（17）式の意味を理解するために一度は（17）式に従って相関係数を表計算してみてほしい．
脚注 2）シュワルツの不等式
　　$(a_1^2 + a_2^2 + \cdots + a_n^2) \cdot (b_1^2 + b_2^2 + \cdots + b_n^2) \geqq (a_1 b_1 + a_2 b_2 + \cdots + a_n b_n)^2$

関があるといい，$r<0$ のときは x_i が増加するにつれて y_i が減少するので負の相関がある という．また $r=0$ のときは無相関であり，x_i と y_i は互いに独立に変動していることを意 味する．

$|r|$ 値が 1 に近いほど強い相関，0 に近いほど弱い相関があるという．しかしどの程度 1 に近ければ強い相関といえるのか，その基準は標本のデータサイズによって異なる． データサイズが小さければたまたま大きな $|r|$ 値が求まることがあるので注意しなけれ ばならない．$|r|$ の大小とデータサイズと相関の有無の関係は §14.3 で学習する．

例題 5.2

例題 5.1 の表を用いて，関東甲信地方の男女の平均寿命の相関係数 r を求めよ．また r^2 値が例題 5.1 の a と c の積に等しいことを示せ．

解答 数学公式（16 ページの脚注）を使って（17）式を変形すると

$$r=\left(\Sigma\, x_i y_i - 9\bar{x}\bar{y}\right)\Big/\sqrt{\left(\Sigma x_i^2 - 9\bar{x}^2\right)\cdot\left(\Sigma y_i^2 - 9\bar{y}^2\right)}$$

が得られる．この式に $\bar{x}=79.7267$，$\bar{y}=86.2589$，$\Sigma\, x_i y_i=61896.2$ などを代入すると

$$r=(61896.2-9\times79.7267\times86.2589)\Big/\sqrt{(57209.7-9\times79.7267^2)\times(66967.3-9\times86.2589^2)}$$

$$=0.8821.$$

$$\therefore\quad r^2=0.7781.$$

この r^2 値が例題 5.1 の結果と少し違うのは有効数字の桁落ちのためである．$\bar{x}$, $\bar{y}$, $\Sigma\, x_i y_i$ などの精度をあげて計算し直すと，$r=0.88358$，$r^2=0.78072$ が得られ，両者はほ ぼ一致する．

問題 5.1 以下の表は北海道・東北地方の県別の男女の平均寿命（歳）を示している．この 表の空欄を埋めて，両者の相関係数を求めよ．

	北海道	青森	岩手	宮城	秋田	山形	福島	平均	合計
男 (x_i)	79.2	77.3	78.5	79.7	78.2	80.0	78.8		
x_i^2									
女 (y_i)	86.3	85.3	85.9	86.4	85.9	86.3	86.1		
y_i^2									
$x_i\cdot y_i$									

```
****************************************************
**  コラム：規格化                                  **
**   A君の身長が185cm，体重が60kgだとする．普通の感覚でA君の身長が高いかどう  **
**  か，体重が重いかどうかは，一般人の平均身長（たとえば170cm）や平均体重（たとえば  **
**  70kg）と比較して，平均より15cm高く，平均より10kg軽いということができる．  **
**   もうひとつの方法として，身長は平均身長の1.09倍（＝185÷170），体重は平均体重の  **
**  0.86倍（＝60÷70）ということもできる．                                    **
**   このように 身長÷平均身長，体重÷平均体重 と数値化するとき，身長あるいは体重を  **
**  平均値で規格化するという．規格化した数値にはcmとかkgなどの次元がつかないの  **
**  で，無次元の値である．そのため，以下のような場合に身長と体重を比較することができ  **
**  る．                                                                  **
**   いま身長が170±10（cm）の間に入る人が一般男性の68.3%，体重が70±5（kg）の間  **
**  に入る人も一般人の68.3%だとする．このとき10cmは身長の標準偏差，5kgは体重の標  **
**  準偏差である．A君の身長，体重のいずれがより一般男性からかけ離れた値であるかは，  **
**  身長（あるいは体重）の偏差を身長（あるいは体重）の標準偏差で規格化した値        **
**     （身長−平均身長）÷身長の標準偏差 ＝15÷10＝1.5                       **
**     （体重−平均体重）÷体重の標準偏差 ＝（−10）÷5＝−2.0                  **
**  を比較すればよい．A君の規格化した体重（の絶対値）は規格化した身長より大きいので，  **
**  A君は体重の方が身長よりかけ離れた値であることがわかる．                    **
****************************************************
```

5.4 相関係数の解釈における注意点

2変数の相関係数の意味を解釈するとき，以下のような注意が必要である．

1) 標本データから求まる相関係数は確率変数であり，一般にデータサイズが大きい（または小さい）場合は相関係数のバラツキが小さく（または大きく）なる．言い換えれば，データサイズが大きい場合は相関係数が小さくても有意な相関があることがあり，データサイズが小さい場合は相関係数が大きくても相関があるとは言えない場合がある．信頼できる結論を導くためにはデータ数と相関係数の関係に基づいて統計的な検定を行うことが必要である（§14.3参照）．

2) （17）式で定義される相関係数は2変数の関係が1次関数で近似できることを仮定している．2変数の関係が2次関数や指数関数などの曲線で表される場合は（17）式で定義

された相関係数は強い関係性を示さない．この場合は 2 変数の関係を散布図で表示して，横軸の数値を適切な関数を用いて変換すると高い相関係数が得られる．

3) 母集団の一部を切り捨てて標本を抽出した場合，標本相関係数は母集団の相関係数を代表しない場合がある．たとえば，大学生の入学試験における点数と入学後の成績との間に有意な相関がみられないことが多い．これは不合格者を切り捨てて相関係数を求めたことによる．もしも全受験生を入学させて入学試験の成績と入学後の成績を比較すれば強い正の相関が得られることが期待される．

4) たとえば英語の成績と数学の成績の相関係数を男子だけの成績から求めた場合と女子だけの成績から求めたとき両方とも正の相関が得られたとする．しかし男子は英語よりも数学の成績が良く，女子は数学よりも英語の成績が良い場合は，男女一緒にして解析すると相関が得られなくなることがある．このような場合は，男子と女子に分けて（層別に）相関係数を求め，両者に有意な差がないかどうかを確認することが望まれる．

5) 2 変数の間に高い相関係数が得られたとしても，それが 2 変数の因果関係を意味するとは限らない．たとえば日本人の平均寿命の伸びと自動車販売数の増加の間には正の相関が得られるが，両者の間に因果関係があるとは言えない．この場合は経済の成長が医療技術・食生活の改善と自動車産業の活性化の原因になっていることが考えられる．このように 2 変数の変動に第三の変数の変動が関与しているとき，その変数を交絡因子と呼ぶ．

6) たとえばある調査で 1 週間に果物を食べる回数が多い集団は少ない集団よりも病気による死亡率が低いという結果が得られたとする．このことから果物は健康に良いという結論を導くかも知れない．しかし，果物を食べる回数が多い集団は経済的に恵まれてバランスのとれた食生活をしている人が多い可能性も考えられる．この場合は経済状況が交絡因子として働いていないかどうか，慎重に判断しなければならない．

§5 の問題の解答

問題 5.1

有効数字 6 桁で，$\bar{x}=78.8143$，$\bar{y}=86.0286$，$\sum x_i{}^2=43487.0$，$\sum y_i{}^2=51807.3$，$\sum x_i \cdot y_i=47463.9$．これらの数値を（17）式に代入すると，$r=0.910$ が得られる．

（有効数字 7 桁で計算すると $r=0.945$ となり，8 桁では $r=0.946$ が得られる．）

§6　カテゴリーデータの関連性

　医療保健分野ではカテゴリーデータの属性の度合に着目し，複数のカテゴリーに区分して各区分に属するデータの個数（または割合）を図表にすることが少なくない．たとえば蛋白尿の検査結果が＋＋，＋，±，－の人数を集計したものや，看護学生の血液型がA型，B型，O型，AB型である割合を図表にしたもの，就職・進路の希望先として地域の中核病院，小規模なクリニック，保健所などの行政機関，大学院進学に区分したもの，などがその例である．また同時に二種類の属性に着目して集計することも多い．上の例では，血液型がA型で地域の中核病院を希望する学生の割合，B型で個人病院を希望する学生の割合，AB型で大学院進学を希望する学生の割合などに区分することに相当する．この場合データは合計4×4＝16のカテゴリーに区分されるので，4行×4列の表（マトリックス）で表わされる．一般に，二種類の属性のうち一方の属性をm個のカテゴリーに，他方の属性をn個のカテゴリーに区分して，m行×n列のマトリックスで表わしたものはm×nクロス表と呼ばれる．二次元のクロス表は二種類の属性間に関連性があるかないかを分析するときに使われる．この§ではクロス表の基本的な性質について学ぶ．

6.1　2×2クロス表（四分表）

　最も基本的なクロス表である2×2クロス表は四分表とも呼ばれる．表6.1は，新薬を服用した人で病状が改善した人と改善しなかった人の人数，および服用しなかった人で病状が改善した人と改善しなかった人の人数を記入した四分表である．A）は新薬を服用した人全員に薬効があり，服用しなかった人全員に効果がなかったので，明らかに新薬に薬効があったといえる．すなわち，新薬と病状の回復には強い関連がある．逆にB）は服用した人全員に効果が認められず，服用しなかった人全員が回復しているので，新薬が病状の回復を妨げているといえる．したがって新薬と病状の回復には強い負の関連があるといえる．またC）は新薬を服用してもしなくても，病状が改善した人としなかった人の割合

が半々であることを示しており，新薬と病状の改善には全く関連がないといえる．

表 6.1　新薬の服用と薬効の関連性を示す四分表の例

A）は正の関連がある例，B）は負の関連がある例，C）は両者に関連性がない例を示す．

	A)		
	効果あり	効果なし	計
薬の服用	100	0	100
薬不服用	0	100	100
計	100	100	200

	B)		
	効果あり	効果なし	計
	0	100	100
	100	0	100
	100	100	200

	C)		
	効果あり	効果なし	計
	50	50	100
	50	50	100
	100	100	200

表 6.2 は各セルの度数（または割合）が a, b, c, d の一般的な四分表を表している．表 6.1 から類推すると ad は二種の属性間の正の関連の強さを表し，bc は負の関連の強さを表す．すなわち $|ad-bc|$ が大きいほど両者の間に強い関連があるといえる．

表 6.2　四分表の一般的な表現

	効果あり	効果なし	計
薬の服用	a	b	$a+b$
薬の不服用	c	d	$c+d$
計	$a+c$	$b+d$	$N=a+b+c+d$

例題 6.1

男性の肺がん患者 120 人と健常者 140 人について聞き取り調査を行ったところ，喫煙歴のある者は肺がん患者で 80 人，健常者で 35 人であった．喫煙歴の有無，肺がん患者か否かで区分したクロス表を作成せよ．

解答　喫煙歴の無い者は肺がん患者で $120-80=40$ 人，健常者で $140-35=105$ 人であるので，以下のようなクロス表が得られる．

	肺がん患者（人）	健常者（人）	合　計（人）
喫煙歴あり	80	35	115
喫煙歴なし	40	105	145
合　計	120	140	260

6.2　ユールの関連係数

四分表から求まる| $ad-bc$ |は二つの属性間の関連の強さに比例する．しかし a〜d が各区分に属すデータの個数を表わすとき，| $ad-bc$ |は標本のデータ数（＝N）に比例して大きくなる．そのためデータ数が異なる二つの標本の関連の強さを比較することができない．そこで N に依存しない指数として，（$ad-bc$）を（$ad+bc$）で規格化した値

$$Q=\frac{(ad-bc)}{(ad+bc)} \tag{1}$$

を定義する．Q はユールの関連係数と呼ばれる．ここで分母の $(ad+bc)$ は Q が (Q^2-1) ≦0 の関係式を満たすように定められている．そのためユールの関連係数も ±1 の間の値をとるので，Q 値と関連の強さについて相関係数（§5参照）と同じような議論ができる．

（1）式において，$bc=0$ のときは $Q=1$ となり，強い正の関連があることを意味する．また $ad=0$ のときは $Q=-1$ となり，強い負の関連があることを意味する．一方，$Q=0$ になるのは $ad=bc$ の場合，すなわち $a:b=c:d$ または $a:c=b:d$ の場合である．表6.1を例にとると，前者は薬を服用してもしなくても効果があった人と効果がなかった人の比率が等しいことを意味し，後者は効果があった場合もなかった場合も薬を服用した人と服用しなかった人の比率が等しいことを意味している．いずれも二つの属性（薬の服用とその効果）に全く関連性がないことを意味する．このとき二つの属性は"互いに独立である"という．

例題 6.2

海底に住む底生生物は種の数や個体数が海洋環境の影響を受ける．下の表は，生活排水が流れ込む内湾と生活排水の影響を受けない外洋での単位面積当たりの A 種と B 種の個体数を比較したものである．これから海洋環境と底生生物の関連を示すユール関連係数を求めよ．

	外洋	内湾	合計
A種	52	10	62
B種	24	54	78
合計	76	64	140

解答　（1）式から $Q=(ad-bc)/(ad+bc)=2568/3048=0.84$．

すなわち海洋環境と底生生物の種の個体数に強い関連があることが示唆される．

問題 6.1 下の表は父親と子ども 1000 組についてまぶたが一重である人と二重である人を比較した四分表である．これからユールの関連係数を求めよ．

子ども ＼ 父親	一重	二重	合　計
一重	440	150	590
二重	170	240	410
合　計	610	390	1000

問題 6.2 下の表はインフルエンザの予防接種を受けた人と受けなかった人の罹患者数（人）を四分表にしたものである．これから予防接種と罹患率のユールの関連係数を求めよ．

	罹患した人	罹患しなかった人	合　計
接種を受けた人	4	26	30
接種を受けなかった人	26	44	70
合　計	30	70	100

6.3　ユールの関連係数と相関係数の類似性

　カテゴリーデータでは二つの属性をそれぞれ 2 区分し，全体を $2 \times 2 = 4$ 区分して 4 つのカテゴリーに属するデータ数から四分表を作成する．ユールの関連係数はこの四分表から二つの属性間の関連の強さを数値化したものであるが，数量データを用いた相関係数と類似性がある．例として図 6.1 に 47 都道府県別の 1 日当たりの塩分摂取量（横軸）と野菜摂取量（縦軸）の関係を散布図で示した．§5 の（17）式を使って数量データの相関係数を求めると $r = 0.77$ という正の相関が得られる．一方，この散布図の横軸を塩分摂取量が平均値以上と以下の領域に二分し，縦軸を野菜摂取量が平均値以上と以下の領域に二分して，全体を 4 区分することができる．4 つの領域（塩分平均以上，野菜平均以上），（塩分平均以上，野菜平均未満），（塩分平均未満，野菜平均以上），（塩分平均未満，野菜平均未満）に属するデータの個数を a, b, c, d とすると，$a = 18$, $b = 5$, $c = 3$, $d = 21$ が得られる．この図で二変数の間に正の相関があれば a と d の値が大きくなり，負の相関があれば b と c の値が大きくなる．4 領域に属するデータの個数はカテゴリーデータである．これからユールの関連係数を計算すると，$Q = (ad - bc) / (ad + bc) = 0.92$ という高い値が得られ

る．この例でわかるように，ユールの関連係数は精度の高い数量データを平均値以上と以下に丸めて，4つの領域に属するデータの個数から関連性を求めたものであるといえる．

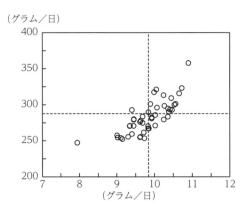

（グラム／日）

（グラム／日）

図6.1　47都道府県の塩分摂取量（横軸）と野菜摂取量（縦軸）の関係

6.4　四分点相関係数（ϕ係数）（△）

　数量データの相関係数は，二つの変数（x_iとy_i）を平面上にプロットして二変数の関係の強さを§5（17）式を用いて数値化したものである．精密な数値データに基づく相関係数の代わりに，§6.3では $\{x_i\}$ と $\{y_i\}$ をそれぞれ平均値以上と以下に2区分し，全体を4区分して，4つの領域に属するデータの個数（a, b, c, d）からユールの関連係数を求めた．しかし平均値以上と以下の代わりに，各領域に属するデータが全て一定値（たとえば(p, q)，$(p, -q)$，$(-p, q)$，$(-p, -q)$）であることを仮定して，§5（17）式から相関係数を求めることもできる．これは全データを4点に縮退させたときの相関係数であるので，四分点相関係数と呼ばれる．

　p, q は任意の値でよいが，ここでは$p=1$, $q=1$の例をとって四分点相関係数を求める．4個の領域をⅠ，Ⅱ，Ⅲ，Ⅳで表すと，Ⅰにはa個の $(1, 1)$，Ⅱにはb個の $(1, -1)$，Ⅲにはc個の $(-1, 1)$，Ⅳにはd個の $(-1, -1)$ のデータが属している．すなわち二変数は $\{x_i\} = \{1\times a, 1\times b, (-1)\times c, (-1)\times d\}$，$\{y_i\} = \{1\times a, (-1)\times b, 1\times c, (-1)\times d\}$ と表現される．このとき $\{x_i\}$ と $\{y_i\}$ の相関係数 r の二乗値は，数学公式（16ページの脚注）を使い§5の（17）式を変形した式から

$$r^2 = \frac{\{\sum x_i y_i - N\bar{x}\bar{y}\}^2}{\{\sum x_i^2 - N\bar{x}^2\}\{\sum y_i^2 - N\bar{y}^2\}} \tag{2}$$

で与えられる．これに $N = a+b+c+d$, $\bar{x} = (a+b-c-d)/N$, $\bar{y} = (a-b+c-d)/N$, $\sum x_i^2 = (a+b+c+d) = N$, $\sum y_i^2 = (a+b+c+d) = N$, $\sum x_i y_i = (a-b-c+d)$ を代入して，やや複雑な式を整理すると，

$$r = \frac{(ad-bc)}{\sqrt{(a+b)(c+d)(a+c)(b+d)}} \tag{3}$$

が導かれる．図 6.1 の場合は，(3) 式に $a=18$, $b=5$, $c=3$, $d=21$ を代入して，$r=0.66$ が得られる．ユールの関連係数よりも小さな値になっている．

なお，四分表の場合に (3) 式で定義される四分点相関係数は ϕ 係数と呼ばれることがある．ϕ 係数は $m \times n$ 分割表の場合に ϕ 係数 $= \sqrt{\chi^2 \text{値}/n}$ で定義される関連係数であるが，$m=2$, $n=2$ の場合には両者が一致する．（χ^2 値については §9.4 で学ぶ．）

問題 6.3 四分表の 4 領域 I, II, III, IV にそれぞれ a 個の $(1, 1)$, b 個の $(1, 0)$, c 個の $(0, 1)$, d 個の $(0, 0)$ が割り当てられている場合に，四分点相関係数が (3) 式で与えられることを示せ．

問題 6.4 全国の 20 歳以上の男女から結婚が幸せであるかどうかについてのアンケート調査行い，1250 人から回答を得た．その結果，男性（650 人）は 40% が「そう思う」と答えているのに対し，女性（600 人）は 30% にとどまっていた．また残りは「そう思わない」という回答であった．
1）この調査結果を四分表にしなさい．
2）結婚感の男女の違いについてユールの関連係数および四分点相関係数を求めよ．

6.5 オッズとオッズ比

オッズという言葉はギャンブルの勝ち目（勝つ見込み）を表す指数として使われてきた．例えば競馬の場合は オッズ ＝（勝ち馬の予想が当たった場合の配当金）÷（掛け金）で定義される．小さなオッズは予想があたる確率は高いが当たったときの配当金が少ないことを意味し，大きなオッズは予想があたる確率は低いが当ったときの配当金が高いことを意

味する．そのため本命と目される馬券のオッズは小さく，穴馬の馬券のオッズは大きくなる．

これに対して，統計学で使われるオッズはある事象が起こる確率（p）と起こらない確率（$1-p$）の比，すなわち

$$オッズ = \frac{p}{(1-p)} \tag{4}$$

で定義される．（2）式をグラフ表示すると，p が 0 から 1 まで変化するときオッズは 0 から ∞ まで変化する．事象が起こる確率 p が高ければオッズが大きくなり，p が低ければオッズは小さくなる．すなわち競馬のオッズとは逆のセンスであるといえる．例として，6 割の男性が煙草を吸っているとき（$p=0.6$），男性が煙草を吸うオッズは 0.6／0.4＝1.5 であり，2 割の女性が煙草を吸っているとき（$p=0.2$），女性が煙草を吸うオッズは 0.2／0.8＝0.25 である．起こる確率が五分五分（$p=0.5$）であればオッズ ＝1 となる．

医療保健分野では二つの事象のオッズの比を表すオッズ比が使われる．上の例では，男性が煙草を吸うオッズと女性が煙草を吸うオッズの比は 1.5／0.25＝6 となる．この結果は男性の喫煙率の方が女性の喫煙率より高いことを示している．また，オッズ比が高いほど喫煙率の男女差が大きいので，高いオッズ比は喫煙率と性差に関連があることを意味している．

次に新薬服用の有無と薬効の有無とのオッズ比を考てみる．新薬服用の有無と薬効の有無の関係が四分表（表6.2）で与えられているとき，薬効の有無のオッズは $a／b$，新薬服用の有無のオッズは $c／d$ で表される．したがって薬効の有無と新薬服用の有無のオッズ比は

$$オッズ比 = \frac{a/b}{c/d} = \frac{ad}{bc} \tag{5}$$

となる[脚注]．これからオッズ比が高いほど新薬の薬効が大きいといえる．このことは，オッズ比が新薬と薬効の関連性を示す指数であることを意味している．

脚注）オッズ比の補正

　　b や c が整数で与えられるとき，その値は ±0.5 の範囲の誤差を含んでいる可能性がある．オッズ比 ＝$ad／bc$ であるので，b または c がゼロに近いほどオッズ比に対する誤差の影響が大きくなる．その影響を小さくするために

　　　　オッズ比 ＝$(a+0.5)(d+0.5)／(b+0.5)(c+0.5)$

　　で定義される補正値を用いることが推奨されている．

　2×2クロス表では関連の強さはユールの関連係数および ϕ 係数ともに ad と bc の差に比例するが，オッズ比は ad と bc の比で表されることに注意されたい．

6.6　順位相関係数（△）

　カテゴリーデータの中には鉱物の硬度や成績の5段階表示などのように，属性が数字（≠数値）で示されるデータもある．また数量データを大きさの順に並べた順位データもカテゴリーデータの仲間である．順位データは数字で示されるので，二つの順位データの関連性を相関係数で表わすことができる．これを順位相関係数と呼ぶ．一組の数量データが与えられ場合，両者の関係を相関係数と順位相関係数の両方で評価することができる．順位相関係数の方が信頼性の高い相関関係を与えるのは，1）数量データに極端なはずれ値が含まれている場合，2）一組の数量データの関係が直線的ではなく曲線的である場合，3）数量よりも順位の方に意味がある場合，などである．

　一組の順位データを $\{x_i\}$，$\{y_i\}$（$i=1, 2, \cdots n$）で表すと，順位相関係数は

$$r_s = \frac{\sum (x_i - \bar{x}) \cdot (y_i - \bar{y})}{\sqrt{\sum (x_i - \bar{x})^2 \cdot \sum (y_i - \bar{y})^2}} \tag{6}$$

で定義される．これは数量データの相関係数と同じ式である．しかし x_i, y_i は1から n まで並んでいるので，数学公式　$\sum x_i = \sum y_i = n(n+1)/2$, $\bar{x} = \bar{y} = (n+1)/2$, $\sum x_i^2 = \sum y_i^2 = n(n+1)(2n+1)/6$ を利用することができる．これらを(6)式に代入して整理すると，

　分母 $= n(n^2-1)/12$

　分子 $= \sum x_i y_i - n\bar{x}\bar{y} = \{\sum x_i^2 + \sum y_i^2 - \sum (x_i - y_i)^2\}/2 - n\bar{x}\bar{y}$

　　　 $= -\sum (x_i - y_i)^2/2 + (n^2-1)/12$

が得られる．したがって順位相関係数は

$$r_s = 1 - 6 \cdot \sum (x_i - y_i)^2 / n(n^2-1) \tag{7}$$

で与えられる．

例題 6.3　下の表はあるクラスの大学生が授業以外に過ごす時間の優先順位を示したものである．これから男子学生と女子学生の順位相関係数を求めよ．

	男子順位 (x_i)	女子順位 (y_i)	順位差 $(x_i - y_i)$
勉強	3	4	-1
読書	7	8	-1
新聞	9	9	0
テレビ	6	5	1
スマホ・パソコン	1	1	0
サークル活動	4	6	-2
アルバイト	8	7	1
趣味	2	3	-1
交友関係	5	2	3

解答　男子と女子の順位差の二乗和は $\sum (x_i - y_i)^2 = 1+1+0+1+0+4+1+1+9 = 18$ となる．この値と $n=9$ を（7）式に代入すると，順位相関係数 $r_s = 1 - 6 \cdot 18/9 \cdot 80 = 0.85$.

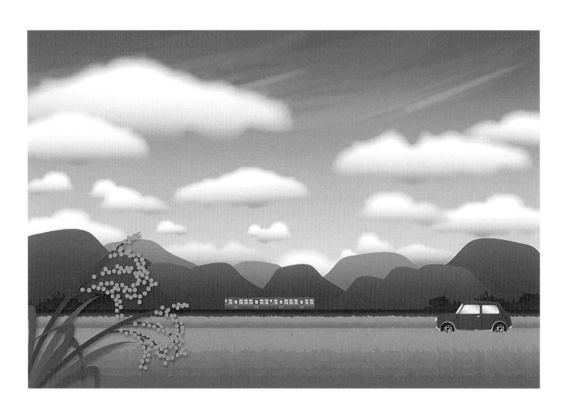

§6の問題の解答

問題 6.1

(1) 式から $Q=(ad-bc)/(ad+bc)=80100/131100=0.611.$

問題 6.2

(1) 式から $Q=(ad-bc)/(ad+bc)=-500/852=-0.587.$

問題 6.3

$\{x_i\}=\{1\times a,\ 1\times b,\ 0\times c,\ 0\times d\}.\qquad \therefore\ \bar{x}=(a+b)/n,\ \Sigma\,x_i^2=(a+b).$

$\{y_i\}=\{1\times a,\ 0\times b,\ 1\times c,\ 0\times d\}.\qquad \therefore\ \bar{y}=(a+c)/n,\ \Sigma\,x_i^2=(a+c).$

また $\Sigma\,x_iy_i=a.$

これらを (2) 式に代入すると，分子$=(ad-bc)$，分母$=\sqrt{(a+b)(c+d)(a+c)(b+d)}$ が得られる．　　$\therefore\ r=(ad-bc)/\sqrt{(a+b)(c+d)(a+c)(b+d)}$

問題 6.4

1）男性は40％（260人）が幸せだと思い，60％（390人）がそう思っていない．女性は30％（180人）がそう思い，70％（420人）がそう思っていない．したがって四分表は以下の通りである．

	男性	女性	合 計
そう思う	260	180	440
そう思わない	390	420	810
合　計	650	600	1250

2）ユールの関連係数 $Q=(ad-bc)/(ad+bc)=39000/179400=0.217.$

四分点相関係数 $r=(ad-bc)/\sqrt{(a+b)(c+d)(a+c)(b+d)}$

$$=39000/\sqrt{440\cdot810\cdot650\cdot600}=39000/372821.67=0.105.$$

いずれも男女による結婚感にあまり差がないことを示唆している．

Part Ⅲ

推計統計学の序

　Part Ⅰの記述統計学では数量データの表現方法や，分布の代表値・散布度などを求める方法を学んだ．しかしデータサイズが大きい場合は分布の代表値・散布度を求めることが困難となる．そのため，データサイズの大きなデータ集合（母集団と呼ぶ）からデータサイズの小さなデータ集合（標本と呼ぶ）を無作為に抽出して，標本の統計量から母集団の統計量（母数という）を推定したり，標本の統計量が母数に等しいかどうかを検定したりすることになる．また，異なる母集団から抽出された二つの標本の統計量に差があるかどうか，あるいは二標本の数量データに相関があるかどうかを検定したりする．カテゴリーデータの場合も，母集団から抽出された標本の属性が期待通りのものであるかどうか，あるいは二種類の属性間に関連性があるかどうかを同様な方法で検定する．これらの推定・検定の方法は推計統計学と呼ばれ，医療保健分野において非常に重要な分野である．その具体的な方法について Part Ⅲ B で詳しく解説する．

　数量データを扱う推計統計学では，母集団が従う確率分布が既知であることを前提にしている場合が多い．そのため Part Ⅲ A では推計統計学の基礎となる確率分布の特性について学んでおく．確率分布の多くは複雑な数式から分布の特徴をイメージすることは難しい．しかし推定・検定の基礎となる統計量は平易な数式で示されるので理解が容易である．Part Ⅲ A では，推定・検定の基礎となる数式を理解すれば，確率分布に関わる数式の展開部分を斜め読みにしても Part Ⅲ B の学習に支障が生じることはない．何が基礎となる数式であるかは Part Ⅲ B の例題・練習問題を解くことによって明らかになる．

Part III A　確率分布

　確率分布とは特定の事象が起こる確率を関数や図表で表したものである．たとえば精密に作製されたサイコロを振るときに1の目が出る確率は1/6であり，同様に2, 3, …, 6の目が出る確率も1/6である．このときサイコロの目が取りうる値 X を確率変数と呼び，$X=1,\ 2,\ …,\ 6$ の目が出る確率 $P(X)=(1/6,\ 1/6,\ …,\ 1/6)$ を確率分布と呼ぶ．またサイコロを100回振った時に1の目が X 回出るときの確率分布は二項分布と呼ばれる．このときの確率変数は $X=0,\ 1,\ 2,\ …,\ 100$ であり，$X=3.14$ とか $X=1/3$ などの実数値を取ることはない．このように確率変数がトビトビの値をとるとき，それを離散的確率変数と呼ぶ．またトビトビの値を確率変数としている二項分布は離散的確率分布に分類される．

　一方，例えば20歳男子の身長を x(cm) で表すと，x は170cm前後のときに最も発生確率が高く，150cm前後や190cm前後の確率は低い．したがって x は連続的に変化する確率変数とみなされる．例えば $x=173.1415926535$ も確率変数であるが，このとき身長が x に等しい確率 $f(x)$ は無限小になるので意味をなさない．そのため，この場合は連続関数 $f(x)$ を $x=a$ から b まで積分した値，すなわち変数 X が a から b までの値をとる確率

$$P(a \leqq X < b) = \int_a^b f(x)\,dx$$

を確率分布として用いる．このとき X を連続的確率変数，$f(x)$ を確率密度関数，$P(a \leqq X < b)$ を連続的確率分布と呼ぶ．

　推計統計学の理論的な基礎となるのは母集団が従う確率分布である．§7ではまず離散的確率分布を代表する二項分布の特性について学び，次いで§8で確率分布の母ともいえる正規分布の特性について学ぶ．さらに§9では母集団から抽出された標本の平均値や分散が従う正規分布，t 分布，χ^2 分布，F 分布について順次学んでゆく．

§7　確率分布（1）—二項分布とポアソン分布—

　私たちの身の周りには発現が不確実な事象（出来事）や偶然に起こる事象がたくさんある．しかし不確実な事象でも数多くの事例を集めると当該事象が発現する頻度（割合）に規則性が認められるものがある．確率とは当該事象が起こる（と予測される）確かさを数値で表わしたものである．この§ではまず当該事象がトビトビの値（離散的な値）である場合の確率分布（離散型確率分布）について学ぶ．

7.1　離散型確率分布

　たとえばサイコロを 20 回振った時に 1 の目が出る回数や，交通事故で 1 年間に亡くなる人数は必ず整数で表される．3.5 回や 6.7 人のような実数になることない．このようにビトビの値を変数とする事象が発生する確率を離散型確率と呼ぶ．離散型確率は "当該事象が起こる場合の数÷起こりうる全ての場合の数" で定義される．たとえばサイコロを 1 回振ったとき，1 の目がでる確率は "1 の目の数÷全部の目の数＝ 1÷6" である．同様に 2 の目，3 の目，…，が出る確率も 1/6 である．このときサイコロの目 1, 2, 3, 4, 5, 6 を確率変数 (x) と呼び，それらが出る確率 $P(x)=(1/6, 1/6, 1/6, 1/6, 1/6, 1/6)$ を表やグラフにしたものを確率分布と呼ぶ．確率分布 $P(x)$ を全ての確率変数 x について積算した値は 1 となる．必ずどれかの確率変数が発現するからである．また，二つのサイコロを振ったとき，両者の和は $x=2, 3, 4, \cdots, 12$ の数値をとる．x を確率変数とする確率分布は，"当該事象が起こる場合の数÷起こりうる全ての場合の数" であるから，$P(x)=(1, 2, 3, 4, 5, 6, 5, 4, 3, 2, 1)÷36$ と求まる．このとき $P(x)$ を $x=2$ から $x=12$ まで積算した値（$\sum\limits_{2 \leqq x \leqq 12} P(x)$）は 1 に等しくなる．

　以下，代表的な離散型確率分布である二項分布ついて学ぶ．

7.2　二項分布とは

　統計学用語の二項とは，"表か裏か"，"奇数か偶数か"，"合格か不合格か"などのように，互いに両立しない事象，あるいは互いに背反する事象を指す言葉である．また二項分布とは，たとえば硬貨を 10 回投げたときに表の出る回数を確率変数 x として，表が x 回出る確率を関数で示したものある．確率変数 x は整数（トビトビの値）であるので，二項分布は離散型確率分布である．しかし繰り返しの回数を 100 回，1000 回と大きくすると，隣り合う確率変数の間隔（＝1目盛／全目盛）は 1/100, 1/1000 と狭まっていくので，二項分布は次第に連続的確率分布（§8 参照）に近づいていく．

　事象 A が起こる確率を a，事象 B が起こる確率を b とし，事象 A と B が互いに独立（無関係）であるとすると，A または B が起こる確率は $a+b$ である（確率の加法定理）．また確率 A と確率 B が連続して起こる確率は $a \times b$ である（確率の乗法定理）．一方，A が起こらない確率（＝余事象が起こる確率）は $(1-a)$ である．具体的な例によって二項分布の意味を理解する．

例1. 硬貨を 1 回投げて表が出る確率

　全ての場合の数（すなわち表か裏）＝2 であるので，表が出る確率は 1/2＝0.5．裏が出る確率も 1/2＝0.5 である．

例2. トランプのカード（52 枚）を 1 枚引き抜いたときハートが出る確率

　ハートの枚数は 13 枚なので 13/52＝1/4 である．どれかのエースが出る確率は 4/52＝1/13 である．

例3. サイコロを 1 回振って 3 の倍数の目が出る確率

　3 および 6 の目が出る確率はそれぞれ 1/6 であるので，3 の倍数の目が出る確率は 1/6＋1/6＝1/3 である（確率の加法定理）．3 の倍数以外の目が出る確率は 1−1/3＝2/3（余事象が起こる確率），または 1, 2, 4, 5 の目の出る確率 ＝1/6＋1/6＋1/6＋1/6＝2/3 である．（確率の加法定理）

例4. 硬貨を 2 回投げて 2 回とも表が出る確率

　1 回目に表が出る確率は 1/2，2 回目に表が出る確率も 1/2 なので，表が 2 回連続して出る確率は 1/2×1/2＝1/4（確率の乗法定理）．

例5. トランプのカード（52 枚）を 1 枚引き抜いたときハートのエースが出る確率

　エースが出る確率は 4/52＝1/13，そのエースがハートである確率は 1/4 なので，ハート

のエースが出る確率は 1/13×1/4＝1/52（確率の乗法定理）.

例6. サイコロを3回投げて3回とも3が出る確率

　3の目が出る確率は 1/6 なので，3の目が連続して3回出る確率は 1/6×1/6×1/6 ＝1/216（確率の乗法定理）.

例7. サイコロを3回投げて3が少なくとも1回出る確率

　3が1回も出ない確率は 5/6×5/6×5/6＝125/216 なので，3が少なくとも1回出る確率 ＝1−5/6×5/6×5/6＝1−125/216＝91/216（1− 余事象の出る確率）.

7.3　順列と組み合わせ

　二項分布は確率論で用いられる「組み合わせ」の概念を使って表現される. 数学的準備としてまず「順列」と「組み合わせ」の概念について学んでおく.

　順列とは，n 個の事物の中から m 個を選んで一列に並べる方法が何通りあるかを示す数である. これは記号で $_n\mathrm{P}_m$ と表記される（$n>m$）. たとえば（a〜e）の5文字の中から3文字を選んで一列に並べるとき，1番目は（a〜e）5通りの選択肢があるが，仮に a を選択したとき，2番目は（b〜e）の4通りの選択肢が残る. 仮に b を選択したとき3番目は（c〜e）の3通りの選択肢が残る. 結局，順列の数は全部で $_5\mathrm{P}_3＝5\cdot4\cdot3＝60$ 通りである（図7.1 参照）. もし5文字全部を一列に並べるとすると，順列の数は $_5\mathrm{P}_5＝5\cdot4\cdot3\cdot2\cdot1＝5!＝120$ となる（！は階乗と読む）. 一般の場合の順列表現は

$$_n\mathrm{P}_m＝n\cdot(n-1)\cdot(n-2)\cdot\cdots\cdot(n-m+1) \tag{1}$$

となる. ここで $m＝n$ のときは $_n\mathrm{P}_n＝n!$ に等しい.

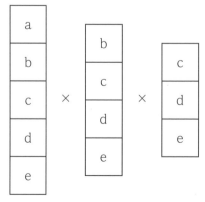

図7.1　順列の説明図

a から e の文字から3文字を取りだし，順序を考慮して
一列に並べる場合の数を表す. $_5\mathrm{P}_3＝5×4×3＝60$.

　次に，組み合わせとは n 個の中から順序を考慮せずに m 個を選ぶ方法が何通りあるかを示す数である．これは記号で $_n\mathrm{C}_m$ と表記される．たとえば 5 文字（$a\sim e$）の中から 3 文字を選ぶ場合，順序を考慮して並べる場合の数（順列）は $_5\mathrm{P}_3=60$ であるが，順序を考慮しない場合の数はこれより少ない．例えば (a, b, c) が選ばれる場合は，図 7.2 に示すように，順序を考慮して 3 文字を並べる方法は $3!=6$ 通り（$=_3\mathrm{P}_3$）あるが，順序を気にしないで並べる方法は 1 通りしかない．すなわち，「組み合わせ $_5\mathrm{C}_3$」$=_5\mathrm{P}_3\div_3\mathrm{P}_3$ という関係が成り立つ．この考え方を任意の n, m の場合に適用すると，組み合わせの一般式は

$$_n\mathrm{C}_m = {}_n\mathrm{P}_m \div {}_m\mathrm{P}_m = n\cdot(n-1)\cdot(n-2)\cdot\cdots\cdot(n-m+1) \big/ m! \tag{2}$$

と書き表される．（ただし $m=0$ のときは $_n\mathrm{C}_0=1$ と定義される．）

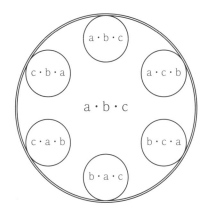

図 7.2　順列と組み合わせの関係の説明図

a, b, c の 3 文字を順序を考慮して並べる方法は $_3\mathrm{P}_3=3!=6$ 通り
あるが，順序を考慮しない場合は 1 通りしかない．

問題 7.1　(2) 式を用いて次の数値を求めよ．

1）$_9\mathrm{C}_4$　　2）$_5\mathrm{C}_2$　　3）$_n\mathrm{C}_n$

問題 7.2　(2) 式を用いて次式を証明せよ．

1）$_{10}\mathrm{C}_3 = {}_{10}\mathrm{C}_7$

2）$_n\mathrm{C}_m = {}_n\mathrm{C}_{n-m}$　（ただし $n \geqq m$ とする）

7.4　二項分布

　二項分布は互いに背反する事象（二項）が発現する操作を n 回繰り返えしたときに，片

方の事象が x 回出る確率を数式で表現したものである．二項の例としては，硬貨を投下したときに表が出るか裏が出るか，サイコロを振った時に1の目がでるかそれ以外か，トランプの札を引き抜いたとき絵札か数字札かなど，多くの類例がある．1回の操作で互いに背反する二項が起こる確率をそれぞれ p，q とすると，操作を n 回繰り返えすときの確率の乗法定理は $(p+q)^n (=1)$ で表される．例えば試行回数 $n=3$ の場合は

$$(p+q)^3 = p^3 + 3p^2q^1 + 3p^1q^2 + q^3$$

であるが，右辺の各項の係数 $(1, 3, 3, 1)$ は $({}_3C_3, {}_3C_2, {}_3C_1, {}_3C_0)$ に等しい．すなわち，

$$(p+q)^3 = {}_3C_3p^3q^0 + {}_3C_2p^2q^1 + {}_3C_1p^1q^2 + {}_3C_0p^0q^3$$

と書き表すことができる．各項の係数と組み合わせ $({}_3C_3, {}_3C_2, \cdots)$ の関係は任意の n について成り立つので，

$$(p+q)^n = {}_nC_np^nq^0 + {}_nC_{n-1}p^{n-1}q^1 + \cdots\cdots + {}_nC_1p^1q^{n-1} + {}_nC_0p^0q^n \tag{3}$$

が得られる．(3) 式の ${}_nC_n$，${}_nC_{n-1}$，$\cdots$，は二項係数と呼ばれる．また $n=0, 1, 2, \cdots$ の二項係数の間には規則的な関係があり，それらを三角形の形状に並べたものはパスカルの三角形と呼ばれる（図7.3）．

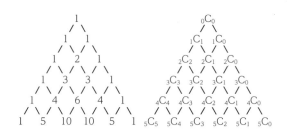

図7.3　パスカルの三角形（$n=0$〜5の場合）

問題7.3　(2) 式を使って $n=5$ のときの二項係数 ${}_5C_5$, ${}_5C_4$, ${}_5C_3$, ${}_5C_2$, ${}_5C_1$ がそれぞれ 1, 5, 10, 10, 5, 1 に等しいことを示せ．

　次に (3) 式の意味を，硬貨を4回投げた時の $(p+q)^4$ を例にとって考える．たとえば p^3q^1 は表が3回・裏が1回出る確率を表している．しかし表が3回・裏が1回出るのは1通りではない．場合の数は，表・表・表・裏，表・表・裏・表，表・裏・表・表，裏・表・表・表の4通りである．これは4個の硬貨が3個の表と1個の裏になる組み合わせ ${}_4C_3$ に等しい．つまり ${}_4C_3p^3q^1$ は全ての場合を合わせて表が3回・裏が1回出る確率を意味して

いる．

これを一般化すると，二項型の事象を n 回繰り返したとき，当該事象が出る回数を X とし，$X=x$ である確率は

$$P(X=x) = {}_nC_x p^x q^{n-x} \qquad (x=0, 1, 2, 3, \cdots\cdots, n) \tag{4}$$

で表される．（4）式は二項分布と呼ばれ，当該事象が x 回（余事象が $(n-x)$ 回）発生する確率分布である．本書では $P(X=x)$ を簡単に $P(x)$ と略記する．図7.4にサイコロを n 回振ったとき1の目（または2〜6の目）が x 回出る確率 $P(x)$（＝二項分布）が n によってどのように変化するかを示した．n が12, 24, 42, 60, 90と増加するにつれて $P(x)$ が左右対称な正規分布（§8参照）に近づくことがわかる．また，発生確率が最大となる回数が $n \times p = n/6$ であることが確認できる（70ページ（7）式参照）．

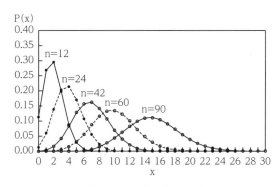

図7.4 二項分布 $P(x)$

サイコロを n 回振った時に1の目が x 回出る確率 $P(x)$ を示す．
$x=n/6$ のときに $P(x)$ が最大となる．n が大きくなるにつれて
二項分布は正規分布に近づく．

例題7.1 硬貨を4回投げたときに表が2回出る確率を求めよ．

解答 表2回，裏2回出る確率は $(1/2)^2 \times (1/2)^2 = 1/16$ である．また表（2回），裏（2回）が出る場合の数は ${}_4C_2 = 6$ である．したがって表が2回出る確率 ${}= {}_4C_2 \times (1/2)^2 \times (1/2)^2 = 6 \times (1/16) = 3/8$．

問題7.4 トランプを切りなおしてカードを1枚引く操作を10回繰り返したとき，ハートのカードが0, 2, 3回出てくる確率を求めよ．

問題7.5　サイコロを5回振ったとき，3の目が x 回出る確率分布 $P(x)$ を求めよ．

例題7.2　新生児で男児が生まれる確率が51%，女児が生まれる確率が49%であるとする．

　1) 3人出産するとき，男児が1人，女児が2人生まれるのは何通りあるか．

　2) 3人出産するとき，男児が1人生まれる確率は何%か．

　3) 3人出産するとき，少なくとも男児が1人生まれる確率は何%か．

解答

　1) 生まれる順序は男・女・女，女・男・女，女・女・男の3ケース（$=_3C_1$）である．

　2) 男児が1人，女児が2人生まれる確率は$(0.51)^1 \times (0.49)^2 = 0.12245$である．したがって男児が1人，女児が2人生まれる確率$=_3C_1 \times 0.12245 = 0.36735$．

　3) 同様に男児が2人，女児が1人生まれる確率$=_3C_2 \times (0.51)^2 \times (0.49)^1 = 3 \times 0.12745 = 0.38235$．

　　また男児が3人生まれる確率$=_3C_3 \times (0.51)^3 \times (0.49)^0 = 1 \times 0.13265 = 0.13265$．

　　故に男児が少なくとも1人生まれる確率$= 0.36735 + 0.38235 + 0.13265 \fallingdotseq 0.88$．

　<u>3) の別解</u>

「男児が少なくとも1人生まれる」の余事象は「3人とも女児が生まれる」ことである．したがって，$1 - 3$人とも女児が生まれる確率 $= 1 - (0.49)^3 = 1 - 0.11765 \fallingdotseq 0.88$．

例題7.3　日本人のABO式血液型の割合はA型が40%であるとする．いま無作為に10人を選んだとき，A型の人が10人中3人以下である確率を求めよ．

解答　$p = 0.4$, $q = 0.6$である．

　10人中0人がA型である確率は　$P(0) = _{10}C_0 \cdot (0.4)^0 \cdot (0.6)^{10} = 1 \cdot 1 \cdot 0.006 = 0.006$，

　1人がA型である確率は　$P(1) = _{10}C_1 \cdot (0.4)^1 \cdot (0.6)^9 = 10 \cdot 0.4 \cdot 0.010 = 0.040$，

　2人がA型である確率は　$P(2) = _{10}C_2 \cdot (0.4)^2 \cdot (0.6)^8 = 45 \cdot 0.16 \cdot 0.0168 = 0.121$，

　3人がA型である確率は　$P(3) = _{10}C_3 \cdot (0.4)^3 \cdot (0.6)^7 = 120 \cdot 0.064 \cdot 0.028 = 0.215$，

となる．したがって，A型の人が10人中3人以下である確率は

$P(0) + P(1) + P(2) + P(3) = 0.382$.　　∴　38.2%．

7.5 二項分布の期待値と標準偏差（重要）

二項分布 $P(x)$ は当該事象が起こる確率が p（起こらない確率が q）である事象を n 回繰り返したときにその事象が x 回起こる確率を与える．図7.4に示したように，二項分布は $x=0$ および $x=n$ で小さな値をとり，その間で最大となる．また n が増加するにつれて最大値は小さくなり，分布の広がりが増して，左右対称の正規分布に近づく．

二項型の事象を n 回繰り返したとき当該事象が何回起こるかは予測できないが，最も起こる可能性が高い回数は $P(x)$ が最大となる x である．その値は期待値（あるいは平均値）呼ばれる．図7.4に示したように $P(x)$ は期待値を中心とする一峰性の分布を示す．このとき分布の広がりの尺度として $P(x)$ の標準偏差が使われる．確率分布の平均値（期待値）と広がり（標準偏差）は Part III B で学ぶ推計統計学において重要な役割を演じるので，二項分布の期待値と標準偏差を求める．二項分布は $P(x)={}_nC_x\,p^xq^{n-x}$ というやや複雑な式で表されるが，この式を使って期待値と標準偏差を求めようとすると計算が複雑になる（巻末の付録１参照）．ここでは以下のような簡便な方法で求める．

いま１回の試行で起こる確率が p である事象 A を n 回繰り返すとする．i 回目の試行で A が起これば1，起こらなければ0の値をとる確率変数 X_i を考えると，n 回の試行で A が起こる回数 x は

$$x=X_1+X_2+\cdots\cdots+X_n \tag{6}$$

で表される．このとき A が x 回起こる確率は $P(x)={}_nC_xp^xq^{n-x}$ である．また i 回目の試行における X_i と X_i^2 の期待値（p と q の重み付き平均）は

$$E[X_i]=1\cdot p+0\cdot q=p,$$
$$E[X_i^2]=1^2\cdot p+0^2\cdot q=p$$

となる．このとき分散の数学公式（16ページの脚注）を使うと，X_i の分散は

$$V[X_i]=E[X_i^2]-\{E[X_i]\}^2=p-p^2=p\cdot(1-p)=p\cdot q$$

と求まる．これらの数式は $i=1,2,\cdots\cdots,n$ の全てについて等しく成り立つ．このとき期待値の加法定理[脚注]を使うと，x の期待値は

脚注）期待値の加法定理と分散の加法定理

　　２つの確率変数 X，Y の期待値がそれぞれ μ_x，μ_y であるとき，

　　　$E(aX+bY)=E(aX)+E(bY)=a\,E(X)+b\,E(Y)=a\,\mu_x+b\,\mu_y$

　　が成り立つ．（演算記号 E は Expectation の頭文字）

　　　また２つの確率変数 X，Y が<u>互いに独立</u>で，分散がそれぞれ σ_x^2，σ_y^2 のとき，

　　　$V(aX+bY)=V(aX)+V(bY)=a^2V(X)+b^2V(Y)=a^2\sigma_x^2+b^2\sigma_y^2$

　　が成り立つ．（演算記号 V は Variance の頭文字）

$$E(x) = E(X_1) + E(X_2) + \cdots\cdots + E(X_n) = np \tag{7}$$

となることがわかる．また分散の加法定理$^{前ページの脚注)}$を使うと，x の分散は

$$V[x] = V[X_1] + V[X_2] + \cdots\cdots + V[X_n] = npq \tag{8}$$

であることがわかる．したがって分布の広がりの尺度である標準偏差 $SD(x)$ は

$$SD[x] = \sqrt{npq} \tag{9}$$

で与えられる．

例題7.4　子どもを 3 人産んだお母さん 1000 人のうち，女児 3 人を生んだお母さんの期待値と標準偏差は何人か．ただし男女が生まれる割合はともに 50% であるとする．

解答　女児が 3 人生まれる確率は $p = {}_3C_3 \cdot (0.5)^3 \cdot (0.5)^0 = 1 \cdot 0.125 \cdot 1 = 0.125$．

（7）式より　期待値 $= 0.125 \times 1000 = 125$ 人．

（9）式より　標準偏差 $= \sqrt{1000 \cdot 0.125 \cdot 0.875} = 10.46$ 人．

問題7.6　ある製品には 2% の不良品が含まれている．これから任意に 200 個を取り出したとき，不良品の個数 x の期待値とその標準偏差を求めよ．

7.6　ポアソン分布

　二項分布 $P(x)$ は反復回数 n が大きくなるにつれて左右対称の正規分布に近づく（図7.4参照）．また n が十分大きく当該事象の発生確率 p が十分小さい場合で，$np = \lambda$（一定値）が成り立つときは，$P(x)$ は比較的簡単な分布（ポアソン分布と呼ばれる）に近づく．ポアソン分布 $Po(x)$ は二項分布 $P(x) = {}_nC_x p^x q^{n-x}$ に $p = \lambda / n$，$q = (1 - \lambda / n)$ を代入し，$n \to \infty$ の極限をとることにより

$$Po(x) = e^{-\lambda} \cdot \lambda^x / x! \qquad (x = 0, 1, 2, 3, \cdots) \tag{10}$$

と導かれる（証明は巻末の付録 2 参照）．また（7）式と（9）式に $np = \lambda$ を代入し，n が十分大きいとき $q = (1 - \lambda / n) \to 1$ であることを使うと

　　　ポアソン分布の期待値　$E[x] = \lambda$，

　　　ポアソン分布の標準偏差　$SD[x] = \sqrt{\lambda}$

であることがわかる．

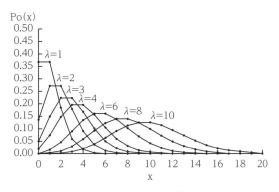

Po(x)

λ=1
λ=2
λ=3
λ=4
λ=6
λ=8
λ=10

図 7.5　ポアソン分布

　図 7.5 に λ＝1～10 のときのポアソン分布を示した．λ が大きくなるにつれてポアソン分布が左右対称になり，出現数 x の平均値は λ，標準偏差（分布の広がり）は $\sqrt{\lambda}$ に比例して大きくなることが確認できる．

　ポアソン分布は非常に稀にしか起こらない事象（たとえば発症率が極めて低い疾患の罹患者数や，交通事故による 1 日当たりの死亡者数など）の発生確率を求めるときに使われる．このような場合は特定地域の罹患者が x 人である確率や，死亡者数が x 人である確率をポアソン分布を用いて求めることができる．その場合，二項分布 $P(x)$ の期待値 np（＝λ）が既知であることが前提となる．

例題 7.5　A 県のガンによる死亡者数は 1 日平均で 0.4 人である．（10）式を使って 1 日にガンによる死亡者が（1）1 人も出ない確率，（2）2 人出る確率を求めよ．

解答　（1）（10）式に λ＝0.4, $x=0$ を代入すると，

　　　$P_0(0)=e^{-0.4}\times0.4^0\diagup0!=e^{-0.4}=0.670.$　　　（注 0!＝1）

　　　（2）（10）式に λ＝0.4, $x=2$ を代入すると，

　　　$P_0(2)=e^{-0.4}\times0.4^2\diagup2!=0.1073/2=0.054.$

問題 7.7　B 県の交通事故による死亡者数は年平均で 110 人である．B 県で交通事故による死亡者が 1 日に（1）1 人も出ない確率，（2）1 人出る確率，（3）2 人出る確率を求めよ．

§7 の問題の解答

問題 7.1

1) $_9C_4 = 9 \cdot 8 \cdot 7 \cdot 6 \diagup (1 \cdot 2 \cdot 3 \cdot 4) = 126.$

2) $_5C_2 = 5 \cdot 4 \diagup (1 \cdot 2) = 10.$

3) $_nC_n = n \cdot (n-1) \cdot (n-2) \cdot \cdots \cdot 1 \diagup (1 \cdot 2 \cdot \cdots \cdot n) = 1.$

問題 7.2

1) $_{10}C_7 = 10 \cdot 9 \cdot 8 \cdot 7 \cdot 6 \cdot 5 \cdot 4 \diagup (1 \cdot 2 \cdot 3 \cdot 4 \cdot 5 \cdot 6 \cdot 7) = 10 \cdot 9 \cdot 8 \diagup (1 \cdot 2 \cdot 3) = 120.$

$_{10}C_3 = 10 \cdot 9 \cdot 8 \diagup (1 \cdot 2 \cdot 3) = 120.$

2) $_nC_m = n \cdot (n-1) \cdot (n-2) \cdot \cdots \cdot (n-m+1) \diagup (1 \cdot 2 \cdot \cdots \cdot m).$

分子・分母に $(n-m) \cdot (n-m-1) \cdot \cdots \cdot 1$ を掛けると

$_nC_m = n! \diagup \{m!(n-m)!\}.$

故に $_nC_{n-m} = n! \diagup \{(n-m)!(n-(n-m))!\} = n! \diagup \{(n-m)!m!\} = {}_nC_m.$

問題 7.3

たとえば $_5C_3 = 5 \cdot 4 \cdot 3 \diagup (1 \cdot 2 \cdot 3) = 5 \cdot 2 = 10.$ ほかも同様.

問題 7.4

ハートのカードが出る確率は $p = 1/4$，出ない確率は $q = 3/4$ である.

ハートのカードが 0 回出る確率は $P(0) = {}_{10}C_0 \cdot (1/4)^0 (3/4)^{10} = 1 \cdot 1 \cdot (3/4)^{10} = 0.056.$

同様にして，2 回出る確率は　$P(2) = {}_{10}C_2 \cdot (1/4)^2 (3/4)^8 = 45 \cdot 0.00626 = 0.282.$

3 回出る確率は　$P(3) = {}_{10}C_3 \cdot (1/4)^3 (3/4)^7 = 120 \cdot 0.0156 \cdot 0.1335 = 0.250.$

問題 7.5

$(p+q)^5 = {}_5C_5 p^5 q^0 + {}_5C_4 p^4 q^1 + {}_5C_3 p^3 q^2 + \cdots\cdots + {}_5C_0 p^0 q^5 = 1.$ これに $p = 1/6$, $q = 5/6$ を代入すると，

1 の目が 5 回出る確率は $P(5) = {}_5C_5 \times (1/6)^5 (5/6)^0 \fallingdotseq 0.00013.$

同様にして，4 回出る確率は $P(4) = {}_5C_4 \times (1/6)^4 (5/6)^1 \fallingdotseq 0.003$,　$P(3) = 0.032$,

$P(2) = 0.161$,　$P(1) = 0.402$,　$P(0) = 0.402.$

確率分布 $P(x)$ はこれらの値をグラフにすると理解しやすい.

問題 7.6

(7)（9）式に $p=0.02$, $q=0.98$ を代入すると

期待値 $=200\times0.02=4$ 個.

標準偏差 $=\sqrt{200\times0.02\times0.98}=1.98$ 個.

問題 7.7

年平均で 110 人であるので，1 日平均では $\lambda=110$ 人 $\div365$ 日 $=0.301$.

(10) 式に $\lambda=0.301$ を代入すると，$Po(0)=\mathrm{e}^{-0.301}\times0.301^0／0!=0.740$,

$Po(1)=\mathrm{e}^{-0.301}\times0.301^1／1!=0.223$, $Po(2)=\mathrm{e}^{-0.301}\times0.301^2／2!=0.034$.

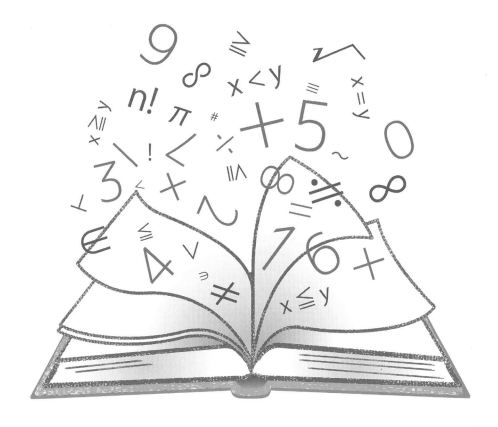

§8　確率分布（2）―正規分布―

　集団に属する人々の身長や体重，中性脂肪などの測定値は平均値周辺の値が多く，平均値から離れると次第に減少する．測定値が一定の区間（階級）に属する度数を表にすると度数分布や相対度数分布が得られる（§3）．相対度数分布は人々の身長・体重などが一定区間に入る割合（確率）を示すので，階級値を確率変数とする確率分布であるといえる．データサイズが小さいとき相対度数分布は棒グラフや折れ線グラフで表されるが，データサイズが大きいときに階級幅を細かくとると分布は連続的な曲線（分布曲線）に近づく．

　データサイズが十分大きいとき分布曲線は左右対称な釣鐘型の正規分布に近づくと考えられる．正規分布はドイツの数学者・物理学者ガウスが物理量の測定値の誤差分布を解釈するときに導いた数式であるので，ガウスの誤差関数やガウス分布とも呼ばれる．すでに学んだ二項分布や§9で学ぶ t 分布・χ^2分布・F 分布はデータサイズが大きくなるにつれていずれも正規分布に近づく．その意味で正規分布は確率分布の母であるといえる．

8.1　連続的な確率変数

　§7では確率変数 X がトビトビの値（x）であるときの確率分布 $P(X=x)$ を学んだ．この§では確率変数 X が連続的に変化する場合の確率について学ぶ．このときの確率分布は，分布曲線を $y=f(x)$ で表すとき，$f(x)$ を一定区間（たとえば a 以上 b 以下）で積分した値で定義される．数式で表わすと

$$P(a \leq X \leq b) = \int_a^b f(x)\,dx \tag{1}$$

と表記される（図8.1参照）．このとき，X を連続的な確率変数，分布曲線 $f(x)$ を確率密度関数という．ここで $f(x)$ は常に0以上であり，また $f(x)$ を x の定義域全域（たとえば $-\infty$ から ∞ まで）で積分した値が1に等しくなければならない．また任意の値 c に対して $P(c \leq X \leq c)=0$ であるので，$P(a \leq X \leq b)$，$P(a \leq X < b)$，$P(a < X \leq b)$，$P(a < X < b)$ は全

て等しい値になる．本書ではこれらの積分範囲を【*a, b*】で表す．

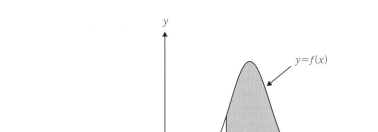

図 8.1　連続的な確率分布と確率密度関数

8.2　正規分布

たとえば A 点と B 点の距離の測定を何回も繰り返すとき，真値の周辺の測定値が最も多く，真値から離れるにつれて次第に少なくなる．測定値を *x* とすると，*x* の分布は次式で表わされる正規分布に近づく（導き方については付録 3 参照）．

$$f(x) = \frac{1}{\sqrt{2\pi} \cdot \sigma} \, exp\left\{\frac{-(x-\mu)^2}{2\sigma^2}\right\} \tag{2}$$

（2）式において *exp*{**}とはネピアの数 *e* を底とする指数関数 $e^{(**)}$ のことである（ネピアの数については 81 ページのコラム参照）．指数関数 $e^{(**)}$ の指数部が複雑な数式であるときに *exp*{**}と表記して指数部を見やすくする．

（2）式はやや複雑な式であるが，$\int_{-\infty}^{\infty} f(x)dx = 1$ が成り立ち，また *f(x)* の平均値は *μ*，分散は σ^2 であることが証明できる（付録 4 参照）．正規分布の形状は *x* = *μ* で最大値（＝0.399）となり，両側にすそ野が広がる釣鐘型の分布である（図 8.2）．また −*σ* < *x* < *σ* の範囲で上に凸の分布，±*σ* の外側で下に凸の分布となる．そのため *x* = ±*σ* は変曲点と呼ばれる．確率変数 *X* の確率密度関数が正規分布であるとき，"確率変数 *X* は正規分布に従う"という言い方をする．また，正規分布は *μ* と *σ* の 2 つのパラメータで決まるので，（2）式の代わりに正規分布 $N(\mu, \sigma^2)$ と略記することも多い（*N* は Normal Distribution の先頭文字）．

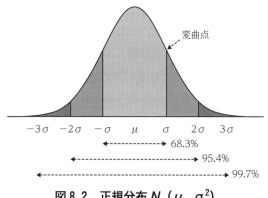

図 8.2　正規分布 $N(\mu,\sigma^2)$

　(1) 式に示したように，確率変数 X が一定区間内にある確率は正規分布 $f(x)$ を一定区間で積分した値に等しい．しかし $f(x)$ の不定積分 $\int f(x)\,dx$ は関数として求まらないので，$f(x)$ の定積分はコンピュータを利用した数値積分で求めることになる．本書ではその値を巻末の付表1と付表2に掲載した．その表によると $f(x)$ を【$-\sigma$, σ】の範囲で積分した値は 0.683，【-2σ, 2σ】の範囲で積分した値は 0.954，【-3σ, 3σ】の範囲で積分した値は 0.997 である．言い換えれば，X が正規分布に従うとき，X が【$-\sigma$, σ】にある確率は 68.3%，【-2σ, 2σ】にある確率は 95.4%，【-3σ, 3σ】にある確率は 99.7% である（図 8.2 参照）．

8.3　正規分布の区間積分

　確率変数 X が正規分布 $N(\mu,\sigma^2)$ に従うとき，数表を使って X が【a, b】の範囲にある確率を求めることになる．しかし数表には $\mu=0$，$\sigma=1$ の正規分布（これを標準正規分布という）を一定の区間で積分した値しか記載されていない．そのため $N(\mu,\sigma^2)$ の数値積分は標準正規分布＝$N(0,1^2)$ の数値積分から求めなければならない．

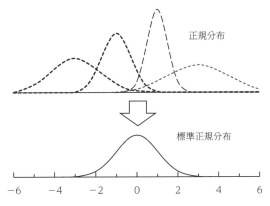

図8.3　正規分布と標準正規分布の関係

　図8.3（上部）に平均値 μ と標準偏差 σ が異なる4種類の正規分布を示した．これらの正規分布は異なっているが形は互いに相似である．平均値が大きいほどグラフは右側に移動し，標準偏差が小さいほど形状はシャープになる．ここで

$$z = (x - \mu) / \sigma \tag{3}$$

で表される変数変換を行うと，（2）式は

$$F(z) = \frac{1}{\sqrt{2\pi}} exp\{-z^2/2\} \tag{4}$$

と変形される．$F(z)$ は $N(0, 1^2)$ に等しいので標準正規分布である．すなわち，全ての正規分布 $f(x)$ は（3）式の変数変換を行えば標準正規分布（図8.3の下部）に変換される．（3）式による変数変換は標準化と呼ばれる．また（3）式で定義される z は z 値，標準測度，標準スコア，標準得点などと呼ばれる．

　（2）式を（3）式の変数変換によって置換積分すると

$$\int_a^b f(x)\,dx = \int_\alpha^\beta F(z)\,dz \tag{5}$$

が成り立つ．ここで $\alpha = (a - \mu)/\sigma$，$\beta = (b - \mu)/\sigma$ である．（5）式は正規分布 $f(x)$ を区間【a, b】で積分した値は標準正規分布 $F(z)$ を区間【α, β】で積分した値に等しいことを意味する．すなわち，正規分布 $N(\mu, \sigma^2)$ の区間積分（左辺）は標準正規分布 $N(0, 1^2)$ の区間積分（右辺）によって求めることができる．

****

コラム：標準偏差と標準測度と偏差値

　数量データの変動は平均値や分散に依存するので，平均値や分散が異なる複数の数量データの変動を比較することができない．しかし，平均値との差を標準偏差で規格化すると（コラム：規格化を参照），それらの変動の大きさを比較することができる．この値は標準測度（あるいは標準スコア，標準得点など）と呼ばれる．標準測度は

　　　標準測度＝$(x_i -$ 平均値$)／$標準偏差

で定義される．平均値との差を標準偏差で標準化した値という意味である．標準測度は正負の値を取り，その平均値はゼロに等しい．また無次元量であるので，次元の異なる複数の変数でも標準測度に変換すると相互に大きさを比較することができる．

　一方，模擬試験等で使われる偏差値は，生の得点を x_i とするとき

　　　偏差値＝$(x_i -$ 平均値$)／$標準偏差$\times 10 + 50$

で定義される．x_i が平均値に等しいとき偏差値は 50 となり，平均値との差が標準偏差の 1 倍，2 倍，…のとき偏差値は 60，70，…となる．得点分布が試験科目の難易度によって違う場合でも偏差値を使えば異なる科目間の成績を比較することができる．

****

8.4　標準正規分布の区間積分の求め方

　標準正規分布 $F(z)$ を任意の区間で積分した値を求めるために，本書では $F(Z)$ を区間【0, a】および区間【a, ∞】で数値積分した値をそれぞれ付表 1 および付表 2 に掲載した．ただし a は 0.00 から 4.09 までの 0.01 キザミの値である．これらの数表から $F(z)$ の区間積分を求めるとき，以下の点に注意したい．

　1) $F(z)$ は左右対称の分布．

　2) $F(z)$ を【0, a】で積分した値＝【$-a$, 0】で積分した値．

　3) $F(z)$ を区間【$-\infty$, ∞】で積分した値＝1．

　4) $F(z)$ を【0, ∞】で積分した値＝【$-\infty$, 0】で積分した値＝0.5．

　付表 (1) および (2) の縦軸には a の小数第 1 位が 0.1 間隔で，横軸には a の小数第 2 位が 0.01 間隔で示されている．任意の a の値（0.00〜4.09）は縦軸と横軸の和から求まる．付表(1)＋付表(2)＝0.5 の関係があるので，どちらか一方だけから任意の区間の積分値を求めることができる．積分区間によって便利な方を使うのがよい．

例題 8.1 確率変数 z が $N(0, 1^2)$ に従うとき，z が以下の区間の値をとる確率を求めよ.

1) 区間 $[0, 2.34]$ 　　2) 区間 $[2.34, \infty]$ 　　3) 区間 $[-\infty, 2.34]$

4) 区間 $[-2, 3]$

解答

1) 付表 1 より，区間 $[0, 2.34]$ の値をとる確率 $= 0.4904$.

2) 付表 2 より，$[2.34, \infty]$ の値をとる確率 $= 0.0096$.

　　または付表 1 より，区間 $[2.34, \infty] = 0.5 - [0, 2.34]$ の確率 $= 0.5 - 0.4904 = 0.0096$.

3) 付表 1 より，$[-\infty, 2.34] = [-\infty, 0] + [0, 2.34]$ の確率 $= 0.5 + 0.4904 = 0.9904$.

4) 付表 1 より，$[-2, 3] = [-2, 0] + [0, 3] = [0, 2] + [0, 3]$ の確率 $= 0.4772 + 0.4987$ $= 0.9759$.

問題 8.1 確率変数 z が $N(0, 1^2)$ に従うとき，次の確率を求めよ.

1) $P(0 \leq z < 1.92)$ 　　2) $P(1.5 \leq z < 2.5)$ 　　3) $P(z \leq 1.23)$ 　　4) $P(z \geq 1.23)$

問題 8.2 確率変数 Z が $N(0, 1^2)$ に従うとき，次の確率を求めよ.

1) $P(-1 \leq z \leq 1)$ 　　2) $P(-2 \leq z \leq 2)$ 　　3) $P(-3 \leq z < 3)$

8.5 任意の正規分布の区間積分の求め方

　確率変数 X が $N(\mu, \sigma^2)$ に従うとき，確率変数 $z = (x - \mu)/\sigma$ は標準正規分布 $N(0, 1^2)$ に従う. 確率変数 X が区間【a, b】の値を取る確率 P を求めるには，まず x の区間【a, b】を z 変換によって z の区間【α, β】に変換する. こここで $\alpha = (a - \mu)/\sigma$，$\beta = (b - \mu)/\sigma$ である. 次に標準正規分布表から z が区間【α, β】の値をとる確率を求める. $F(z)$ が区間【α, β】の値をとる確率は $f(x)$ が区間【a, b】の値をとる確率に等しい.

例題 8.2 統計学の試験結果が平均点 64 点，標準偏差が 16 点のとき，得点が A：88 点，B：56 点，C：64 点 の z 値を求めよ.

解答

　z 値 $=$（得点－平均点）／標準偏差 に上記の数値を代入入すると，それぞれの z 値は

A＝1.5,　　　B＝－0.5,　　　C＝0.

例題 8.3

1) 確率変数 X が $N(50, 10^2)$ に従うとき，$P(50 \leqq X \leqq 65)$ の確率を求めよ．

2) 確率変数 X が $N(1, 2^2)$ に従うとき，$P(0 \leqq X \leqq 2.5)$ の確率を求めよ．

解答

1)：(3) 式の座標変換により，z 値は $\alpha = 0$，$\beta = 1.5$.

故に $P(50 \leqq X \leqq 65) = P(0 \leqq z \leqq 1.5) = 0.4332$.　（付表 1 から）

2)：(3) 式の座標変換により，z 値は $\alpha = -0.5$，$\beta = 0.75$.

故に $P(0 \leqq X \leqq 2.5) = P(-0.5 \leqq z \leqq 0.75) = 0.1915 + 0.2734 = 0.4649$.　（付表 1 から）

例題 8.4　女子学生 1,000 人の身長を測定したら，平均値 158cm，標準偏差 5cm の正規分布をしていた．次の問に応えよ．

1) 身長 168cm 以上の学生は何人いるか．

2) 身長 150cm 以下の学生は何人いるか．

3) 身長 155cm 以上 165cm 以下の学生は何人いるか．

解答

1) 身長 168cm の z 値は 2.0 であるので，付表 2 から $P(2.0 \leqq z \leqq \infty) = 0.0228$.

故に 168cm 以上の人は $1,000 \times 0.0228 \fallingdotseq 23$ 人．

2) 身長 150cm の z 値は -1.6 であるので，付表 2 から $P(-\infty \leqq z \leqq -1.6) = P(1.6 \leqq z \leqq \infty) = 0.0548$.　故に 150cm 以下の人は $1,000 \times 0.0548 \fallingdotseq 55$ 人．

3) 身長 155cm と 165cm の z 値はそれぞれ -0.6，1.4 であるので，付表 1 から $P(-0.6 \leqq z \leqq 1.4) = P(-0.6 \leqq z \leqq 0.0) + P(0 \leqq z \leqq 1.4) = 0.2257 + 0.4192 = 0.6449$.

故に 155cm〜165cm の人は $1,000 \times 0.6449 \fallingdotseq 645$ 人．

問題 8.3　20 代男子の BMI 値は平均値 22.3，標準偏差 4.3 の正規分布に従っているものとする．BMI 値がいくら以上であれば上位 10% 以内に入るか．

問題 8.4　ある大学の入学試験で受験者の平均点が 600 点，標準偏差が 100 点であった．

また倍率は 5 倍であった．受験者の成績が正規分布するとき，何点以上で合格か．

```
*****************************************
* ************************************** *
* コラム：特異な無限小数，ネピアの数              *
* ネピアの数と呼ばれる数 e は                   *
*    e＝2.718281828459045…                *
* で与えられる無限小数である．関数 y＝e^x を微分すると y＝e^x になり，積分しても y＝e^x *
```

コラム：特異な無限小数，ネピアの数

ネピアの数と呼ばれる数 e は

$$e＝2.718281828459045\cdots$$

で与えられる無限小数である．関数 $y＝e^x$ を微分すると $y＝e^x$ になり，積分しても $y＝e^x$ となる．また，x^n の不定積分は，$n\neq-1$ のとき $x^{n+1}/(n+1)$ であるが，$n＝-1$ のときは e を底とする対数 $\log_e x$ となる．対数 $\log_e x$ は自然対数と呼ばれる．（これに対し高校で学んだ $\log_{10} x$ は常用対数と呼ばれる．）自然科学分野では $\log_e x$ を $\ln x$ と表記する習慣がある．関数 $y＝e^x$ の両辺の自然対数をとると $\ln y＝x$ となる．また指数部 x が複雑な数式になる場合は，$y＝e^x$ の代わりに $y＝exp(x)$ と表記することが多い．

8.6　正規分布による二項分布の近似

二項分布は試行回数 n が大きくなるにつれて一峰性の左右対称な分布になり，次第に正規分布に近づく．すなわち，平均値が np，標準偏差が $\sqrt{npq}$ の正規分布＝$N(np, \sqrt{npq})$ は二項分布 $B(n, p)＝{}_nC_x p^x q^{n-x}$ に近づく．たとえばサイコロを 36 回投げたときに 1 の目が出る回数を x とすると，正規分布は $\mu＝6$，$\sigma＝\sqrt{5}$ であるので

$$N(6, 5)＝1/\sqrt{10\pi}\cdot exp\{-(x-6)^2/10\}$$

で表され，これに対応する二項分布は

$$B(36, 1/6)＝{}_{36}C_x(1/6)^x(5/6)^{36-x}$$

で表される．図 8.4 は両者を比較したものであり，両者の差が非常に小さいことが確認できる．実用上は $np>5$，$nq>5$ ならばこの近似を適用してよいとされる．

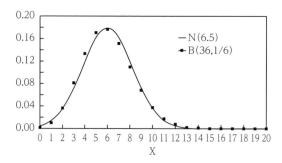

図 8.4　二項分布と正規分布の比較

正規分布は $N(6, 5)$，これに対応する二項分布は $B(36, 1/6)$.

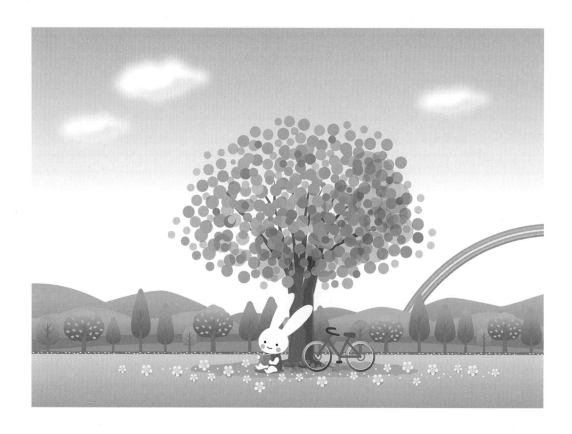

§ 8 の問題の解答

問題 8.1

1) 付表 1 より，区間【0, 1.92】の確率＝0.4726.

2) 付表 1 より，【1.5, 2.5】＝【0, 2.5】－【0, 1.5】の確率＝0.4938－0.4332＝0.0606.

3) 付表 1 より，【$z \leqq 1.23$】＝【$-\infty$, 1.23】＝【$-\infty$, 0】＋【0, 1.23】の確率＝0.5＋0.3907＝0.8907.

4) 付表 2 より，【$z \geqq 1.23$】＝【1.23, ∞】の確率＝0.1093.

問題 8.2

1) 付表 1 より，【－1, 1】＝【－1, 0】＋【0, 1】の確率＝0.3413＋0.3413＝0.6826.

2) 付表 1 より，【－2, 2】＝【－2, 0】＋【0, 2】の確率＝0.4772＋0.4772＝0.9544.

3) 付表 1 より，【－3, 3】＝【－3, 0】＋【0, 3】の確率＝0.4987＋0.4987＝0.9974.

問題 8.3

求める BMI 値を x_0 以上とすると，$z_0＝(x_0-22.3)/4.3$ は $P(z_0 \leqq z \leqq \infty) \fallingdotseq 0.10$ を満たす．付表 2 から上側確率が 0.10 に最も近いセルを探すと，$z_0 \fallingdotseq 1.28$.

故に $x_0 \fallingdotseq 1.28 \times 4.3 + 22.3 ＝ 27.8$.　　答　BMI 値 27.8 以上.

問題 8.4

倍率が 5 倍なので合格するためには上位 20% 以内に入らなければならない．合格点を x_0 以上とすると，$z_0＝(x_0-600)/100$ は $P(z_0 \leqq z \leqq \infty) \fallingdotseq 0.20$ を満たす．

付表 2 から確率が 0.20 に最も近いセルを探すと，$z_0 \fallingdotseq 0.84$.

故に $x_0 \fallingdotseq 0.84 \times 100 + 600 \fallingdotseq 684$.　　　答　684 点以上.

§9　確率分布（3）—標本の平均値・分散が従う確率分布—

医療保健分野で扱うデータの多くはデータサイズが大きければ正規分布に従うと考えられている．母集団の平均値や標準偏差，割合などの統計量は母集団から抽出された標本の統計量から推定することになる．また，二つの標本の平均値・標準偏差・割合などの差を論じたり相関の有無を検定したりすることも少なくない．その際に理論的根拠となるのが標本の平均値や標準偏差（分散の平方根）が従う確率分布の特性である．この§では母集団が正規分布に従う場合について標本の平均値・分散が従う確率分布について学ぶ．

9.1　標本平均が従う確率分布（1）—母分散が既知の場合—

母集団が正規分布 $N(\mu, \sigma^2)$ に従うとき確率変数 x の確率密度関数は

$$f(x) = \frac{1}{\sigma\sqrt{2\pi}} \, exp\left\{-\frac{(x-\mu)^2}{2\sigma^2}\right\} \tag{1}$$

で表される．この母集団から抽出されたデータ数 n の標本 $\{x_1, x_2, \cdots, x_n\}$ の平均値を $\bar{x}$ とすると，$\bar{x}=(x_1+x_2+\cdots+x_n)/n$ もまた確率変数である．ここで n 個のデータ $x_1, x_2, \cdots, x_n$ は母集団に含まれる互いに独立な n 個の標本 $X_1, X_2, \cdots, X_n$ に属するデータであるとみなすことができる（図9.1参照）．そのため標本平均 $\bar{x}=(x_1+x_2+\cdots+x_n)/n$ の期待値と分散は，平均値の加法定理および分散の加法定理（69ページの脚注参照）から

$$E[\bar{x}] = E[x_1/n] + E[x_2/n] + \cdots + E[x_n/n] = \mu/n \times n = \mu \tag{2}$$

$$\begin{aligned} V[\bar{x}] &= V[x_1/n] + V[x_2/n] + \cdots + V[x_n/n] \\ &= \sigma^2/n^2 + \sigma^2/n^2 + \cdots + \sigma^2/n^2 = \sigma^2/n^2 \times n = \sigma^2/n \end{aligned} \tag{3}$$

が導かれる．すなわち，標本平均 $\bar{x}$ は平均値 μ，分散 σ^2/n の正規分布 $N(\mu, \sigma^2/n)$ に従う[85ページの脚注]．

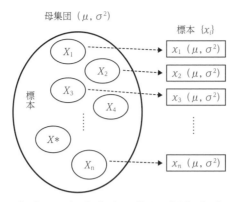

図9.1　標本データ $\{x_i\}$ と母集団の標本 $\{X_i\}$ の関係

標本データ $\{x_i\}$ は母集団の標本 $\{X_i\}$ から1個ずつサンプリング
されたデータであるとみなすことができる.

このとき標本平均 $\bar{x}$ が従う確率分布は，（1）式の σ を $\sigma/\sqrt{n}$ に置き換えた式

$$f(\bar{x})=\frac{1}{\sigma\sqrt{2\pi/n}}\,exp\left\{-\frac{n(\bar{x}-\mu)^2}{2\sigma^2}\right\} \tag{4}$$

となる．図9.2は標本平均 $\bar{x}$ の確率分布がデータ数 n の値によってどのように変化する
かを示したものである（母集団の平均値は $\mu=100$，標準偏差は $\sigma=20$）．データ数 n の増
加とともに形状がシャープになり，分布の広がりが小さくなることが確認できる.

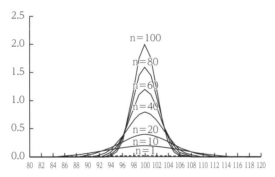

図9.2　標本平均 $\bar{x}$ の確率分布のデータ数 n に対する依存性

母集団は平均値 $\mu=100$，標準偏差 $\sigma=20$ の正規分布に従う.

脚注）中心極限定理

　上の例では n 個の標本 X_1, X_2, $\cdots$, X_n が正規分布に従っていることを仮定したが，n 個の標本が正規分布では
ないけれども同種の分布に従う場合も，標本平均 $\bar{x}$ は $N(\mu, \sigma^2/n)$ に従うことが知られている．それは中心極
限定理と呼ばれる.

　標本平均 $\bar{x}$ が平均値 μ，分散 σ^2/n の正規分布に従うことは，$(\bar{x}-\mu)$ を標準偏差 $\sigma/\sqrt{n}$ で規格化した値

$$\bar{z}=\frac{\bar{x}-\mu}{\sigma/\sqrt{n}} \tag{5}$$

が平均値＝0，分散＝1^2 の確率変数であることを意味する．すなわち $\bar{z}$ は標準正規分布 $N(0,\,1^2)$ に従う．したがって母平均と標本平均の差 $(\bar{x}-\mu)$ は 68.3％の確率で $\pm\sigma/\sqrt{n}$ の範囲ある（図 8.2 参照）．$(\sigma/\sqrt{n})$ は母平均を推定するときの誤差 $(\bar{x}-\mu)$ を標準化するので標準誤差と呼ばれる．

9.2　標本平均が従う確率分布（2）―母分散が未知の場合―

　前節では母分散が既知であることを仮定したが，母平均が未知である状況下では母分散もまた未知であると考えられる．このとき (5) 式は使えない．この場合は母分散として標本から計算された値

$$\tilde{\sigma}^2=\frac{\overset{1\leqq i\leqq n}{\Sigma}(x_i-\bar{x})^2}{n-1} \tag{6}$$

を用いる．(6) 式は不偏分散と呼ばれ，分母が n ではなく $(n-1)$ である（その理由については付録 5 を参照のこと）．σ の代わりに $\tilde{\sigma}$ を使うと (5) 式は

$$\tilde{z}=\frac{\bar{x}-\mu}{\tilde{\sigma}/\sqrt{n}} \tag{7}$$

と書き換えられる．さらに $\tilde{\sigma}$ を書き下すと (7) 式は

$$\tilde{z}=\frac{(\bar{x}-\mu)/(\sigma/\sqrt{n})}{\sqrt{1/(n-1)\cdot\Sigma\{(x_i-\bar{x})/\sigma\}^2}} \tag{8}$$

と変形することができる（σ^2 は未知の母分散）．右辺の分子は標準正規分布であり，また分母は自由度 $(n-1)$ の χ^2 分布である[脚注]．（χ^2 分布については § 9.3 で学ぶ．）このように "標準正規分布÷χ^2 分布" で表される分布は t 分布と呼ばれる確率分布になること

脚注）自由度
　　たとえば子供が 5 人いて，そのうち誰かが家の跡継ぎのために残らなければならないとすると，住む都市を自由に選べる子供は 4 人だけである（自由度＝$n-1$＝4）．これと同様に，$\bar{x}$ が既知である場合，$\Sigma(x_i-\bar{x})^2$ の自由度は n ではなく $(n-1)$ である．それは $(x_1+x_2+\cdots+x_n)/n=\bar{x}$ であることから，$x_1,\ x_2,\ \cdots,\ x_n$ のいずれかひとつは自由な値を取りえないからである．

が知られている. すなわち $\bar{z}$ は自由度 $(n-1)$ の t 分布に従っている.

自由度 n の t 分布は Γ 関数（自然数の階乗 $n!$ を実数にまで拡張した関数）を使って

$$f(t) = \frac{\Gamma((n+1)/2)}{\sqrt{n\pi}\,\Gamma(n/2)} (1+t^2/n)^{-(n+1)/2} \tag{9}$$

と書き表される（W. S. Gosset, 1908）. 図9.3はエクセル関数（T.DIST）を使って求めた, 標本のデータ数 $n=2, 4, 6, 10, \infty$ のときの t 分布を示している（自由度は $n-1$）. t 分布は一峰性の左右対称な分布であり, n が大きくなるにつれて標準正規分布に近づく. 正規分布よりピーク値が小さく, すそ野が広いという特徴がある. 実用上は $n>30$ のとき標準正規分布とみなすことができる.

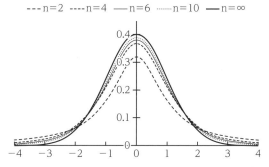

図9.3 母集団の分散が未知の場合に標本平均が従う確率分布（t 分布）
n は標本のデータ数, t 分布の自由度は $(n-1)$. $n>30$ のとき標準正規分布に等しいとみなすことができる.

9.3 χ^2 分布 ―標本の分散が従う確率分布―

標準正規分布 $N(0, 1^2)$ に従う母集団からデータ数 n の標本 $\{x_1, x_2, \cdots, x_n\}$ を無作為に抽出したとき, それらの二乗和 $x_1^2+x_2^2+\cdots+x_n^2$ は χ^2 値と呼ばれる（χ^2 はカイ二乗と読む）. $\{x_i\}$ は平均値 0 からの偏差であるので, χ^2/n は標本の分散に等しい. また $\{x_i\}$ は母集団に含まれる n 個の標本 $X_1, X_2, \cdots, X_n$ から 1 個ずつ抽出されたデータあるとみなすこともできる（図9.1参照）が, $\{x_1, x_2, \cdots, x_n\}$ が同時にサンプリングされる確率は, 確率の乗法定理により

$$f(x_1, x_2, \cdots, x_n) = \frac{1}{(2\pi)^{n/2}} \exp\{-(x_1^2+x_2^2+\cdots+x_n^2)/2\} \tag{10}$$

で与えられる．ここで $z = x_1{}^2 + x_2{}^2 + \cdots + x_n{}^2$ とおくと，z が従う確率分布は

$$f(z) = \frac{1}{2^{n/2}\Gamma(n/2)} e^{-z/2} \cdot z^{(n/2-1)} \qquad (0 \leq z < \infty) \tag{11}$$

で与えられることが知られている（F. R. Helmert, 1876）．

　$f(z)$ は自由度 n の χ^2 分布と呼ばれる．（11）式は複雑な式であるが，n が 1, 2 のとき はそれぞれ $\Gamma(1/2) = \sqrt{\pi}$，$\Gamma(2/2) = 1$ となり，$f(z) = 1/\sqrt{2\pi z} \cdot e^{(-z/2)}$，$(1/2) \cdot e^{(-z/2)}$ のという簡単な式で表される．図 9.4 にエクセル関数（CHISQ.DIST）を使って求めた 自由度 $n = 1, 2, 3, 4, 6, 10$ の χ^2 分布を示した．$|x_i|$ は 0 近傍の値をとる確率が高いの で，$n = 1, 2$ のとき $f(z)$ は右肩下がりの曲線となる．しかし n が 3 以上になると次第に 大きな $|x_i|$ が含まれる確率が増えて $f(z)$ は一峰性の分布に変わっていく．n がさらに大 きくなると $f(z)$ は左右対称な分布となって，次第に正規分布に近づいていく．自由度 n の χ^2 分布の平均値は $\mu = n$，分散は $\sigma^2 = 2n$ となることが知られている（証明はクライ ツィグ（1976b）参照）．

　χ^2 分布は標本の χ^2 値から母集団の分散を推定するときに使われる（§ 11.4）．また一 組のカテゴリーデータの間に関連性があるか無いかを検定するときにも利用される（§ 14）．

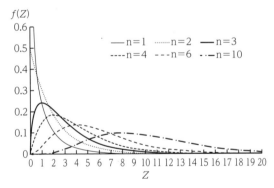

図 9.4　自由度 $n = 1, 2, 3, 4, 6, 10$ の χ^2 分布

9.4　F 分布（△）―二つの標本の分散比が従う確率分布―

　推計統計学では分布の平均値と広がり（標準偏差）が重要なパラメータとなる．分布の 形状は平均値と広がりで決まるので，二つの母集団（A，B と表記する）の平均値に違いが

あるか否かは二つの母分散に違いがあるか否かによって議論が分かれる. 分散は二乗値（正の値）であるので, 二つの分散の違いは, 二分散の差からではなく二分散の比から判断する. すなわち, 比が1に近ければ二分散に違いがないと判断し, 比が1からかけ離れていれば二分散は等しくないと判断する. §14.4で学ぶように, 二母分散が等しいかどうかは, 二母分散が等しいという仮説を立てて, 二標本の分散の比から仮説を採択するか棄却するかを検定することになる. この検定は以下に示すF分布と呼ばれる確率密度関数に基づいて行われる.

いま標準正規分布に従う二つの標本の分散を $(x_1{}^2+x_2{}^2+\cdots+x_m{}^2)/m=\chi_A{}^2/m$ と $(y_1{}^2+y_2{}^2+\cdots+y_n{}^2)/n=\chi_B{}^2/n$ で表すと, 両者の比は

$$F=\frac{\chi_A{}^2/m}{\chi_B{}^2/n} \tag{12}$$

で表される. このときF値は確率密度関数

$$f(m, n)=\frac{\Gamma((m+n)/2)}{\Gamma(m/2)\Gamma(n/2)}m^{m/2}n^{n/2}F^{(m-2)/2}\cdot(n+mF)^{-(m+n)/2} \tag{13}$$

に従うことが知られている（Fisher, 1924）.（13）式は自由度 (m, n) のF分布と呼ばれる.

F分布も複雑な式で表現されるのでコンピュータソフトのエクセル関数を利用する. 二標本の自由度 m, n が任意の値をとるので, それらを数表にすると膨大になる. そのため実用的にはエクセル関数（F.DIST）を用いて任意の m, n のF分布を求めるのがよい. 例として図9.5に自由度が $m=10$, $n=5, 10, 20, 40, 60$ のF分布を示した. n が大きくなるにつれて分布のピークは$F=1$に近づいていく. これはF分布の平均値（期待値）が $n/(n-2)$ であることによる. n がさらに大きくなると$F=1$を中心とした左右対称な正規分布になる.

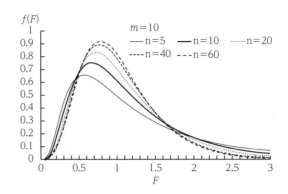

図 9.5　自由度が _m_＝10，_n_＝5, 10, 20, 40, 60 の _F_ 分布

（12）式の逆数をとると

$$1 / F = (\chi_B{}^2 / n) \div (\chi_A{}^2 / m)$$

となる．したがって $1/F$ は $f(n, m)$ に従うことがわかる．また $f(m, n)$ の確率密度関数を $f_{m, n}(x)$ と表記し，$y = 1/x$ の変数変換を行うと，

$$\int_a^\infty f_{m, n}(x) dx = \int_0^{1/a} f_{n, m}(x) dx \tag{14}$$

の関係が成り立つ（ただし a は任意の正の実数）．この関係式は母集団の分散の区間推定（§ 11.4 参照）や，二つの母分散の等分散の検定（§ 14.4），さらには 3 個以上の標本データの分散分析において利用される．

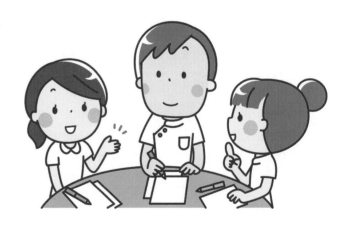

Part III B　推計統計学

　下図は数量データを扱うときの推計統計学のアウトラインを示している（カテゴリー
データの場合については§15を参照）．§11〜§16の主題は標本データの統計量から母
集団の統計量（母数）を推定すること，標本の統計量が母数と一致しているか否かを検定
すること，二つの標本の間に相関があるかどうか，あるいは差があるかどうかを検定する
ことなどである．これらの推定・検定の判断基準となる統計量は母集団が従う確率分布に
よって異なる．Part III A で確率分布について学んだので，Part III B では例題や練習問題
を解いて推定・検定の具体的な方法を学ぶ．

　ここで注意すべきは，私たちが手にする標本は母集団からたまたま抽出されたひとつの
標本にすぎないことである．その背後には抽出されなかった多くの標本（下図の点線で囲
まれた円）がある．そのため，ひとつの標本の統計量から母数を推定したり，標本の統計
量が母数に等しいかどうかを検定したりするときは，一定の確率で推定・検定を誤る危険
がある．推定・検定を誤る確率を下げて結果の信頼度を上げるためには推定・検定の精度
を下げなければならない．言い換えれば，検定の精度を上げると信頼度が下がり，信頼度
を上げると精度が下がるというトレードオフの関係がある．そのため推計統計学において
は推定・検定の精度と信頼度の関係を理解することが重要である．

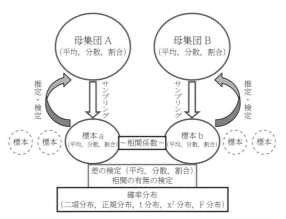

推計統計学のアウトライン（数量データの場合）
点線で囲まれた円は抽出されなかった標本を示している．

§10　標本のサンプリング方法

　母集団の全データを対象にした統計調査は全数調査（あるいは悉皆調査）と呼ばれる.
わが国で5年毎に実施される国勢調査がその代表的な例である. しかし母集団のサイズが
大きいときには多大な労力・時間・費用を要するので全数調査の実施が困難になる. その
ような場合には母集団から小さなサイズの標本を無作為に抽出（サンプリング）して標本
データの統計量を求め, その値から母集団の統計量を推定したり検定したりすることにな
る. 無作為抽出は調査者の主観を排して偏りのないサンプリングを行うことが前提とな
る. また, 全データが等しい確率でサンプリングされることが保証されていなければなら
ない. もしも無意識的に（あるいは意識的に）偏ったサンプリングを行うと正しい推定・
検定が行われなくなる. この§では推計統計学の前提である無作為抽出の考え方について
概観する.

a) 単純無作為抽出法

　単純無作為抽出法は, 主観や作為を排除して全データを順番に並べ, 既製の乱数表やコ
ンピュータで発生させた乱数表（規則性のない数字の羅列）の順番に従ってデータをサン
プリングする方法である. 表10.1はエクセル関数（RAND（））を使って発生させた2ケ
タの乱数表の一部である. 乱数表を利用する場合は前もってデータに順番をつけておく必
要がある. 母集団のデータサイズが小さいときは順番付けは容易であるが, 大きいと順番
付けに労力が必要となる. 各種の世論調査では計算機ソフトで発生させた乱数によって対
象者の電話番号をサンプリングする場合が多い. 電話番号を利用する場合はデータに番号
をつける作業が不要であるが, 対象者のサンプリング率が地域別, 男女別, 職業別, 年齢
別に偏る可能性がある.

表 10.1　乱数表の例（部分）

90	38	37	92	72	65	46	65	38	89
32	39	56	21	29	86	65	38	73	77
15	74	37	50	93	62	39	35	69	94
12	77	52	39	88	24	34	51	19	7
22	55	36	17	21	91	3	97	52	68
11	68	8	54	86	90	8	56	56	15
21	48	44	23	52	65	59	40	71	39
22	69	97	73	61	30	65	81	69	38
11	72	50	7	39	75	88	90	1	3
4	41	18	1	8	75	53	46	81	32
49	21	37	36	43	33	43	33	34	14
55	68	76	37	47	3	54	30	38	82
74	58	53	95	23	74	40	3	96	83
91	32	65	11	50	98	86	52	7	99
36	64	95	21	39	8	98	8	25	84
71	92	40	79	12	0	15	65	70	4
68	44	1	54	50	3	36	85	79	10
82	52	39	48	81	94	67	93	80	85
37	17	9	93	79	91	49	45	87	75
63	91	90	91	31	64	64	66	86	90

b）系統抽出法（等間隔抽出法）

この方法は母集団の全データから最初のデータだけを乱数表などによって無作為にサンプリングし，2番目以降は一定の間隔をおいてサンプリングする方法である．そのため等間隔抽出法とも呼ばれる．この方法も全データに順番をつけなければならないので，大きな母集団を扱う場合には事前のデータ整理が必要となる．またデータ並びに規則性が隠れていると偏った標本をサンプリングすることになるので，何らかの方法で規則性がないことを確認しておかなければならない．

c）多段抽出法

この方法は母集団から何段階かのステップを踏んで標本データを抽出する方法である．たとえば，全国の看護師の中から調査対象の看護師を無作為にサンプリングする場合，1）まず調査すべき都道府県を無作為に選び，2）次にその中から一つの中核都市を無作為に選び，3）その都市の中から無作為に選んだひとつの病院の看護師を調査対象とする方法がその例である（3段抽出法）．この方法では最終的な対象看護師の人数が大幅に削減されるので調査の時間・労力・費用などが節約できる．しかし対象となる都道府県・中核都市・病院が異なれば調査結果が違ってくる可能性も考えられる．また，標本の母集団が当該中核都市の全看護師なのか，当該都道府県の全看護師なのか，全日本の看護師なのかも不明となる．何らかの方法で標本から算出された統計量が母集団の統計量に等しいことを確認しておくことが必要となる．

d）層別抽出法

この方法は，母集団から標本を抽出するときにたとえば地域別，男女別，年代別，職業別などの各層に区分して無作為にサンプリングする方法である．層別を考慮しないときと

層別に区分したときで推定・検定結果が異なると予想される場合は層別抽出法を採用することが望まれる. また, 層別に区分して各層のサンプリング率が等しくなるように抽出して, サンプリングが特定の層に偏ることを排除できる. その場合は地域別・男女別・年代別・職業別などの登録者数を事前に把握しておかなければならない.

　§11 以降では, 標本が母集団から無作為に抽出されていることを前提にして, 標本の統計量から母集団の統計量を推定・検定する手法について学習する.

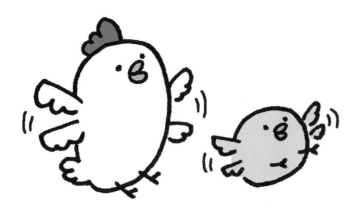

---

§ 11　母集団の統計量の区間推定 (1) —平均値と分散—

　母集団のデータサイズが大きすぎて全データを入手できない場合や，不良品の割合を調べるときに全商品を検査するわけにはいかない場合などでは，母集団から抽出した標本の統計量から母集団の統計量（母数）を推定することになる．母数の推定には，標本の統計量から母数をピンポイント（ひとつの数値）で推定する点推定と，母数の存在区間を一定の幅をもたせて推定する区間推定がある．しかし点推定によって母数を正確に予測することは現実的に不可能なので，実際には母数を区間推定することになる．その際，推定区間の幅をどのように採るかによって推定結果の信頼度が変わってくる．この§では標本の平均値と分散から母集団の平均値と分散を区間推定する方法について学ぶ．

11.1　点推定と不偏推定量

　標本の平均値・分散から母集団の平均値・分散を点推定するときには不偏推定量が使われる．不偏推定量とは，母集団が $N(\mu, \sigma^2)$ に従うとき，標本 $X_1, X_2, \cdots, X_n$ の平均値・分散の期待値が母集団の平均値・分散に等しい値を指す．数式で表すと，$E[\bar{X}] = \mu$，$V[\bar{X}] = E[(\bar{X} - \mu)^2] = \sigma^2$ を満たす値が不偏推定量である．標本平均 $\bar{x}(= \sum x_i / n)$ の期待値を求めると，$i = 1, 2, \cdots, n$ に対して $E[x_i] = \mu$ であるから

　　$E[\sum x_i / n] = (1/n) \cdot E[\sum x_i] = (1/n) \cdot n \mu = \mu$

が導かれる．すなわち標本平均 $\bar{x}$ は母平均 μ の不偏推定量であることがわかる．また§9の (6) 式で定義した $\tilde{\sigma}^2$ の期待値を求めると，やや複雑な計算を経て，

　　$E[\tilde{\sigma}^2] = \sigma^2$

が導かれる（証明は付録5参照）．すなわち $\tilde{\sigma}^2$ は母分散の不偏推定量である．$\tilde{\sigma}^2$ は不偏分散と呼ばれる．

　ひとつの標本から求めた不偏平均や不偏分散は母集団の平均値・分散に一致することはほとんどない．しかし多数の標本から平均値や不偏分散を求めるとそれらは母集団の平均

値・分散の周辺に正規分布することが期待される．その性質を利用すれば母平均 μ や母分散 σ^2 の存在範囲を高い信頼度で推定することが可能となる．この方法は区間推定と呼ばれる．

11.2 母集団の平均値の区間推定（1）—母分散が既知の場合—

平均値が μ，分散が σ^2 の母集団から標本サイズ n のサンプリングを繰り返して標本平均と標本分散を求めるとき，標本平均の期待値は μ，標本分散の期待値 σ^2/n となる．このとき標本平均 $\bar{x}$ は $N(\mu,\ \sigma^2/n)$ の正規分布に従う（§9参照）．それは

$$\text{平均値 } \bar{x} \text{ の } 68.3\% \text{は} \quad \mu - \sigma/\sqrt{n} \leqq \bar{x} \leqq \mu + \sigma/\sqrt{n}$$
$$\text{平均値 } \bar{x} \text{ の } 95.4\% \text{は} \quad \mu - 2\sigma/\sqrt{n} \leqq \bar{x} \leqq \mu + 2\sigma/\sqrt{n} \tag{1}$$
$$\text{平均値 } \bar{x} \text{ の } 99.7\% \text{は} \quad \mu - 3\sigma/\sqrt{n} \leqq \bar{x} \leqq \mu + 3\sigma/\sqrt{n}$$

の範囲に収まることを意味している（§9参照）．また，（1）式を

$$z = \frac{\bar{x} - \mu}{\sigma/\sqrt{n}} \tag{2}$$

を用いて変形すると，確率変数 z が以下の範囲に収まる確率 P は

$$P(-1 \leqq z \leqq 1) = 0.683$$
$$P(-2 \leqq z \leqq 2) = 0.954 \tag{3}$$
$$P(-3 \leqq z \leqq 3) = 0.997$$

で与えられる．（2）式の値は z 値，標準測度，標準得点，標準スコアなどの名前で呼ばれる．また（1）式を μ が不等式の中央になるように書き換えると，

$$68.3\% \text{の確率で} \quad \bar{x} - \sigma/\sqrt{n} \leqq \mu \leqq \bar{x} + \sigma/\sqrt{n}$$
$$95.4\% \text{の確率で} \quad \bar{x} - 2\sigma/\sqrt{n} \leqq \mu \leqq \bar{x} + 2\sigma/\sqrt{n} \tag{4}$$
$$99.7\% \text{の確率で} \quad \bar{x} - 3\sigma/\sqrt{n} \leqq \mu \leqq \bar{x} + 3\sigma/\sqrt{n}$$

が得られる．（4）式は母平均（μ）を標本平均（$\bar{x}$）と標準誤差（$\sigma/\sqrt{n}$）を用いて区間推定する式である．

母平均が（4）式の範囲内にある確率がそれぞれ 68.3%，95.4%，99.7% であることは，（4）式による区間推定の信頼度がそれぞれ 68.3%，95.4%，99.7% であることを意味している．いま母平均 μ が（4）式の範囲外にある確率を α で表すと，α は区間推定が誤っている危険率を意味する．（4）式による区間推定が推定を誤る危険率はそれぞれ 31.7%，

4.6%，0.3%である．信頼度と危険率には 危険率 $\alpha=1-$ 信頼度（または信頼度$=1-\alpha$）の関係が成り立つ．区間推定の幅を広くとると推定の信頼度が増すが，区間推定の幅を狭くとると推定を誤る危険率が増す．すなわち両者はトレードオフの関係にある．区間推定の幅を狭くとって信頼度を増すことはできない．

　ところで，(4) 式による区間推定の信頼度や危険率をパーセント表示するときに端数が生じる．推計統計学ではキレのよい数字，すなわち，信頼度＝90%，95%，99%など（危険率＝10%，5%，1%など）を使うことが好まれる．そこで (4) 式をキレのよい数字に書き換えることを考える．標準正規分布は左右対称であるので，推定を誤る危険率が α であるのは，推定値が (4) 式の上限値を超える確率（上側確率）が $\alpha/2$，(4) 式の下限値を下回る確率（下側確率）が $\alpha/2$ のときである（図 11.1 参照）．標準正規分布表 (2) に確率変数 z が【a,∞】の範囲を取る確率（上側確率）が与えられているので，その表から上側確率が $\alpha/2$（$=0.05, 0.025, 0.005$）に等しくなる z 値を読み取ると，それぞれ $z=1.65, 1.96, 2.58$ である．したがって (4) 式に代わって

　　90%の信頼度で　$\bar{x}-1.65\,\sigma/\sqrt{n}\le\mu\le\bar{x}+1.65\,\sigma/\sqrt{n}$

　　95%の信頼度で　$\bar{x}-1.96\,\sigma/\sqrt{n}\le\mu\le\bar{x}+1.96\,\sigma/\sqrt{n}$　　　　　　　　(5)

　　99%の信頼度で　$\bar{x}-2.58\,\sigma/\sqrt{n}\le\mu\le\bar{x}+2.58\,\sigma/\sqrt{n}$

が得られる．(5) 式はキレの良い信頼度（危険率）で母平均を推定区間するときの式である．(4) 式と比べると，$\sigma/\sqrt{n}$ に掛る係数が 1, 2, 3 から 1.65, 1.96, 2.58 に変わっているだけである．

　ところで，統計学では標準正規分布の上側確率が α になる値を $z(\alpha)$ と表記し，パーセント点と呼んでいる．パーセント点は§12 以降で学ぶ仮説検定において重要な数値となるので，本書では様々な上側確率（α）に対応する $z(\alpha)$ を標準正規分布表 (3) に掲載した．この表で $\alpha=0.1, 0.05, 0.01$ のときのパーセント点 $z(\alpha/2)$ は 1.65, 1.96, 2.58 であることが確認できる．パーセント点の表記を使うと，母平均を危険率 α で区間推定するときの一般式は

　　$(1-\alpha)\times100$%の信頼度で

　　　　$\bar{x}-z(\alpha/2)\cdot\sigma/\sqrt{n}\le\mu\le\bar{x}+z(\alpha/2)\cdot\sigma/\sqrt{n}$　　　　　　　　(6)

と書き表すことができる^{次ページの脚注)}．

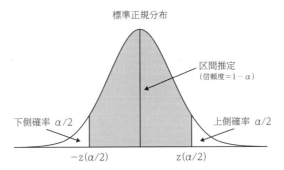

図 11.1　標準正規分布と母平均の区間推定（σが既知の場合）

母平均は（$1-\alpha$）の確率で区間【$\bar{x}-z(\alpha/2)\cdot\sigma/\sqrt{n}$，$\bar{x}+z(\alpha/2)\cdot\sigma/\sqrt{n}$】内にあると推定される．（$\alpha$は推定を誤る確率．）$z(\alpha/2)$ は標準正規分布の上側確率が（$\alpha/2$）×100％になるパーセント点を示す．α として 0.05，0.01 が採用される場合が多い．

例題 11.1

ある母集団の BMI の標準偏差は 3.2 であるとする．その中の 35 人について BMI を測定したところ，平均 21.34 であった．

1）この母集団の BMI の平均値 μ を信頼度 95％で区間推定せよ．

2）この母集団の BMI の平均値 μ を信頼度 99％で区間推定せよ．

解答

1）95％の信頼度であるので，$1-\alpha=0.95$，$\alpha=0.05$，$\alpha/2=0.025$ となる．
　　母平均の信頼区間は【$21.34-1.96\times3.2/\sqrt{35}$，$21.34+1.96\times3.2/\sqrt{35}$】より
　　　$20.28<\mu<22.40$.

2）99％の信頼度であるので，$1-\alpha=0.99$，$\alpha=0.01$，$\alpha/2=0.005$ となる．
　　母平均の信頼区間は【$21.34-2.58\times3.2/\sqrt{35}$，$21.34+2.58\times3.2/\sqrt{35}$】より
　　　$19.94<\mu<22.74$.

脚注）(5) 式や (6) 式は母集団のデータ数 N が標本のデータ数 n より十分大きい場合に成り立つ式である．N と n の差が小さい場合は $\sigma/\sqrt{n}$ に補正係数 $\sqrt{(N-n)\div(N-1)}$ を掛けた値を採用する．このとき
　　平均値 μ の 95％信頼区間は　$\bar{x}\pm1.96\,\sigma/\sqrt{n}\times\sqrt{(N-n)\div(N-1)}$
　　平均値 μ の 99％信頼区間は　$\bar{x}\pm2.58\,\sigma/\sqrt{n}\times\sqrt{(N-n)\div(N-1)}$
となる．例えば $N=1000$，$n=100$ のときの補正係数は 0.949，$N=1000$，$n=10$ のときの補正係数は 0.995 である．

11.3　母集団の平均値の区間推定（2）—母分散が未知の場合—

　母平均が未知であるときは母分散もまた未知であると考えられる．この場合は（2）式のσの代わりに不偏分散の平方根$\tilde{\sigma}$（86 ページの（6）式）を使い，確率変数

$$t = \frac{\bar{x} - \mu}{\tilde{\sigma}/\sqrt{n}} \tag{7}$$

を用いて母平均の区間推定を行う．（7）式は"正規分布÷自由度$(n-1)$のχ^2分布"の形であるので自由度$(n-1)$のt分布に従う（§9.2 参照）．すなわちt値は$t=0$の周りに左右対称，つり鐘状に分布する（図9.3）．t分布の上側確率が$\alpha/2$になる値（$=t_{n-1}(\alpha/2)$）は自由度によって変化するが，そのほかの議論は§11.2 と同様である．すなわち，母平均の区間推定は信頼度$(1-\alpha)\times100\%$のとき

$$\bar{x} - t_{n-1}(\alpha/2) \cdot \tilde{\sigma}/\sqrt{n} \leqq \mu \leqq \bar{x} + t_{n-1}(\alpha/2) \cdot \tilde{\sigma}/\sqrt{n} \tag{8}$$

で与えられる．αは推定を誤る確率であり，実用上は$\alpha=0.05$，0.01 が採用されることが多い．本書では主なα値に対する$t_{n-1}(\alpha/2)$の値を付表4（t分布表）に掲載した．

　標本サイズが十分大きいとき（たとえば$n>30$のとき），$t_{n-1}(\alpha/2)$は$z(\alpha/2)$に近づく（図9.3 参照）．そのため（8）式で$t_{n-1}(\alpha/2)$の代わりに$z(\alpha/2)$を使うことができる．逆にいえばt分布による区間推定はデータ数が小さいとき（$n<30$）に重要となる．

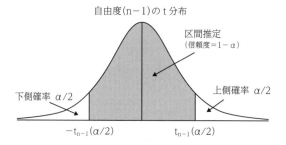

図 11.2　自由度（$n-1$）のt分布と母平均の区間推定（σが未知の場合）

母平均は$(1-\alpha)$の確率で区間【$\bar{x} - t_{n-1}(\alpha/2) \cdot \tilde{\sigma}/\sqrt{n}$，$\bar{x} + t_{n-1}(\alpha/2) \cdot \tilde{\sigma}/\sqrt{n}$】内にあると推定される．$\alpha$は推定を誤る確率であり，$\alpha$として 0.05，0.01 が採用されることが多い．$t_{n-1}(\alpha/2)$はt分布の上側確率が$(\alpha/2)\times100\%$になるパーセント点である．

例題 11.2

　ある母集団から 15 人を抽出して BMI を測定したところ，平均が 22.24，標本標準偏差が 3.69 であった．

1) この母集団の BMI の平均値 μ を信頼度 95％で推定せよ.

2) この母集団の BMI の平均値 μ を信頼度 99％で推定せよ.

解答

1) 95％の信頼度であるので，$1-\alpha=0.95$，$\alpha=0.05$，$\alpha/2=0.025$ となる.

自由度は $15-1=14$ であるので，巻末の t 分布表より $t_{14}(0.025)=2.145$.

∴ 母平均の信頼区間は【$22.24-2.145\times3.69/\sqrt{15}$，$22.24+2.145\times3.69/\sqrt{15}$】より

$20.20<\mu<24.28$.

2) 99％の信頼度であるので，$1-\alpha=0.99$，$\alpha=0.01$，$\alpha/2=0.005$ となる.

自由度は $15-1=14$ であるので，t 分布表より $t_{14}(0.005)=2.977$ である.

∴ 99％信頼区間は【$22.24-2.977\times3.69/\sqrt{15}$，$77+2.977\times3.69/\sqrt{15}$】より

$19.40<\mu<25.08$.

問題 11.1 ある大学で男子学生 20 人を無作為に抽出して身長を調べたところ，平均値が 171.6cm，標本標準偏差が 5.6cm であった. この大学の男子学生の平均身長を信頼度 95％，99％で求めよ.

11.4 母集団の分散の区間推定（χ^2 分布）（△）

標準正規分布 $N(0, 1^2)$ に従う母集団から標本サイズ n のデータ $\{x_1, x_2, \cdots, x_n\}$ をサンプリングしたとき，それらの二乗和 $z=x_1^2+x_2^2+\cdots+x_n^2$ は 自由度 n の χ^2 分布に従う（§9.3 参照）. 一方，母集団が正規分布 $N(\mu, \sigma^2)$ に従うとき，二乗和 $\sum\{(x_i-\bar{x})/\sigma\}^2$ は自由度 $(n-1)$ の χ^2 分布に従うことが知られている（証明は例えばクライツィグ 1977 参照）. このとき，χ^2 分布の上側確率および下側確率が $\alpha/2$ になるパーセント点をそれぞれ $\chi^2_{n-1}(\alpha/2)$，$\chi^2_{n-1}(1-\alpha/2)$ で表すと，二乗和は $(1-\alpha)$ の確率で二つのパーセント点の間にある. すなわち

$$\chi^2_{n-1}(1-\alpha/2)<\frac{\sum(x_i-\bar{x})^2}{\sigma^2}<\chi^2_{n-1}(\alpha/2) \tag{9}$$

が成り立つ. 上の式を σ^2 が中央にくるように変形すると

$$\frac{\sum (x_i-\bar{x})^2}{\chi^2_{n-1}(\alpha/2)}<\sigma^2<\frac{\sum (x_i-\bar{x})^2}{\chi^2_{n-1}(1-\alpha/2)} \tag{10}$$

が導かれる.また§9.2の (6) 式 $\sum (x_i-\bar{x})^2=(n-1)\tilde{\sigma}^2$ を使うと,(10) 式は

$$\frac{(n-1)\tilde{\sigma}^2}{\chi^2_{n-1}(\alpha/2)}<\sigma^2<\frac{(n-1)\tilde{\sigma}^2}{\chi^2_{n-1}(1-\alpha/2)} \tag{11}$$

と変形される.したがって母分散は,生データ $\{x_i\}$ が与えられているときは (10) 式を使って,また不偏分散が既知の場合は (11) 式を使って,区間推定される(図 11.3 参照).標準正規分布や t 分布を使って母平均を区間推定するときパーセント点は正負の対称な二点であったが,χ^2 分布では確率変数がすべて正の値であるので二つのパーセント点はいずれも正値で対称的ではない.本書では自由度 n のパーセント点 $\chi_n^2(1-\alpha/2)$ および $\chi_n^2(\alpha/2)$ を付表 6(χ^2 分布表)に掲載した.

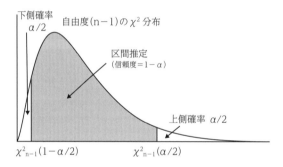

図 11.3 自由度($n-1$)の χ^2 分布と分散の区間推定

なお,χ^2 分布は二つの母平均に差があるかどうかを検定するときに使われることが多い(§ 14 で学ぶ).

例題 11.3 出生時において男児 10 人の頭囲を測定したところ,38,39,38,40,37,39,41,39,40,37cm であった.頭囲は正規分布に従うとして,男児頭囲の母平均および母分散を 95% の信頼度で区間推定せよ.

解答　電卓を使って計算すると,$\bar{x}=38.8$,$\sum (x_i-\bar{x})^2=15.6$.

また,86 ページの (6) 式より $\tilde{\sigma}=1.317$,付表 4 の t 分布表より $t_9(0.025)=2.262$.

したがって母平均の区間推定は (8) 式から

$$38.8-2.262\cdot 1.317 / \sqrt{10} \leq \mu \leq 38.8+2.262\cdot 1.317 / \sqrt{10}.$$

$\therefore$　$37.86 < \mu < 39.74$　(cm).

また付表 6 の χ^2 分布表から $\chi^2{}_9(0.975) = 2.70$,　$\chi^2{}_9(0.025) = 19.02$.

したがって母分散の区間推定は（10）式より

　　$15.6 \diagup 19.02 < \sigma^2 < 15.6 \diagup 2.70$.　　$\therefore$　$0.82 < \sigma^2 < 5.78$　(cm^2).

問題 11.2　ある小学校の新入生から 20 人を無作為に抽出して身長を測定したところ，平均身長 $\bar{x} = 116.9$cm，標準偏差 $\tilde{\sigma} = 6.9$cm であった．この小学校の新入生の平均身長および分散はどの範囲にあるか．信頼度 95％で推定せよ．

§ 11 の問題の解答

問題 11.1

95％の信頼度の場合，$1 - \alpha = 0.95$，$\alpha = 0.05$，$\alpha / 2 = 0.025$ となる.

自由度は $20 - 1 = 19$ であるので，巻末の t 分布表より $t_{19}(0.025) = 2.093$.

平均身長の信頼区間は $171.6 - 2.093 \times 5.6 / \sqrt{20} \leqq \mu \leqq 171.6 + 2.093 \times 5.6 / \sqrt{20}$ より

　　$\therefore$　$168.98 < \mu < 174.22$　(cm).

99％の信頼度の場合，$1 - \alpha = 0.99$，$\alpha = 0.01$，$\alpha / 2 = 0.005$ となる.

巻末の t 分布表より $t_{19}(0.005) = 2.861$ であるので

平均身長の信頼区間は $171.6 - 2.861 \times 5.6 / \sqrt{20} \leqq \mu \leqq 171.6 + 2.861 \times 5.6 / \sqrt{20}$.

　　$\therefore$　$168.02 < \mu < 175.18$　(cm).

問題 11.2

付表 4（t 分布表）より $t_{14}(0.025) = 2.093$. また付表 6（χ^2 分布表）より，

　　$\chi^2{}_{19}(1 - 0.05/2) = 8.907$,　$\chi^2{}_{19}(0.05/2) = 32.852$.

母平均の区間推定は（8）式より

　　$116.9 - 2.093 \times 6.9 \diagup \sqrt{20} \leqq \mu \leqq 116.9 + 2.093 \times 6.9 \diagup \sqrt{20}$.

　　$\therefore$　$113.7 < \mu < 120.1$　(cm).

母分散の区間推定は（11）式より $19 \times 6.9 \diagup 32.852 \leqq \sigma^2 \leqq 19 \times 6.9 \diagup 8.907$.

　　$\therefore$　$3.99 < \sigma^2 < 14.72$　(cm^2).

---

§12　母集団の統計量の区間推定 (2) —割合と相関係数—

　統計学で扱うデータは数量データとカテゴリーデータに大別される．このうち性別・喫煙の有無・血液型などのカテゴリーデータは，男女の割合・喫煙者の割合・血液型 A 型の割合などを求めると数量データとなる．母集団から多数の標本を抽出すると，標本のデータサイズ n が大きければ各標本から得られる割合 (p と表記) は母集団の割合 (P と表記) の周りに t 分布することが知られている．そのためひとつの標本の p から母集団の P を区間推定することが可能となる．

　また，二つの母集団の相関係数を ρ，それらから抽出した標本間の相関係数を r とすると，$n > 10$ かつ $\rho \neq 0$ のとき，一定の公式によって r を変換した数値 (Z_r) が正規分布することが知られている．それを利用して r から母相関係数 ρ を区間推定することが可能となる．

　この§では標本データから母集団の割合および相関係数を区間推定する方法について学ぶ．

12.1　母集団の割合の区間推定

　§7で学んだように，ある事象が起こる確率を P，起こらない確率を Q ($=1-P$) とする試行を n 回繰り返すとき，当該事象が x 回起こる確率は $P_x = {}_nC_x P^x Q^{n-x}$ ($x = 0, 1, \cdots\cdots, n$) で与えられる（二項分布）．また n が十分大きいとき（たとえば $n > 25$，あるいは $np > 5$ かつ $nq > 5$），二項分布は期待値 nP，分散 nPQ の正規分布で近似できる．このことは n が大きければ

$$z = \frac{x - nP}{\sqrt{nPQ}} \tag{1}$$

が標準正規分布 $N(0, 1^2)$ に従うことを意味する．x は確率変数であるので標本によって変化する．このとき (1) 式の分子・分母を n で割って得られる値

$$z = \frac{p-P}{\sqrt{PQ/n}} \tag{2}$$

も $N(0, 1^2)$ に従う．ここで $p(=x/n)$ は n 回の試行のうち当該事象が起こった割合である．つまり（2）式は標本割合 p と母割合 P の差を標準誤差で規格化した値である[脚注]．

このため，n が十分大きいとき，§ 10 の平均値の区間推定と同じ手順で標本割合 p から母割合 P を区間推定することができる．その際，標準誤差 $\fallingdotseq \sqrt{p(1-p)/n}$ と近似できるので，母割合 P は $(1-\alpha) \times 100\%$ の信頼度で

$$p - z(\alpha/2) \cdot \sqrt{p(1-p)/n} \leqq P \leqq p + z(\alpha/2) \cdot \sqrt{p(1-p)/n} \tag{3}$$

と区間推定できる．$\alpha = 0.05, 0.01$ のとき（3）式は

$$95\%の信頼度で \quad p - 1.96\sqrt{p(1-p)/n} \leqq P \leqq p + 1.96\sqrt{p(1-p)/n} \tag{4}$$

$$99\%の信頼度で \quad p - 2.58\sqrt{p(1-p)/n} \leqq P \leqq p + 2.58\sqrt{p(1-p)/n}$$

と書き換えられる．

例題 12.1　ある会社で男性社員 1000 人から 100 人を無作為に抽出して，腹囲が 90cm 以上の人数を調べたら 25 人であった．全男性社員では何人が腹囲 90cm 以上であるだろうか．95%および 99%の信頼度で区間推定せよ．

解答

$p = 25/100 = 0.25$，標準誤差 $= \sqrt{0.25 \times 0.75/100} = 0.0433$ であるので，（3）式から

母割合の 95%信頼度の推定区間は $0.25 \pm 1.96 \times 0.0433 = 0.165 \sim 0.335$.

∴　人数は 1000 人を掛けて 165〜335 人.

母割合の 99%信頼の推定区間は $0.25 \pm 2.58 \times 0.0433 = 0.138 \sim 0.362$.

∴　人数は 1000 人を掛けて 138〜362 人.

例題 12.2　ある市長選挙に A 氏と B 氏の二人が立候補した．全投票者 10 万人のうち 1 万人の開票が済んだ時点で A 氏の得票数は 5500 票，B 氏の得票数は 4500 票であった．

脚注）二項分布において P は"全体に占める割合（$=P/(P+Q)$）"を意味しているので，本書では母集団や標本の割合を母割合，標本割合と表記する．これらは母比率，標本比率と表記されることが多いが，血液型の分布やサイコロを振ったときに各目が出る確率など 3 個以上のカテゴリーに適用する場合は比率よりも割合の方が適切であると考えられる．

全開票が済んだ時点で A 氏，B 氏の得票率はいくらになるか．99％の信頼度で区間推定せよ．

解答

　A 氏の得票率は $p = 5500/10000 = 0.55$，標準誤差 $= \sqrt{0.55 \times 0.45/10000} = 0.00497$.

　　最終得票率は99％の信頼区間で $0.55 \pm 2.58 \times 0.00497 = 0.53718 \sim 0.56282$.

　　∴　最終得票数は 10 万人を掛けて $53{,}718 \sim 56{,}282$.

　B 氏の得票率は $p = 4500/10000 = 0.45$，標準誤差 $= \sqrt{0.45 \times 0.55/10000} = 0.00497$.

　　最終得票率は99％の信頼区間で $0.45 \pm 2.58 \times 0.00497 = 0.43718 \sim 0.46282$.

　　∴　最終得票数は 10 万人を掛けて $43{,}718 \sim 46282$.

　したがって A 氏の最小得票数が B 氏の最大得票数より大きいので，A 氏の当選が推定される．

問題 12.1　ある会社で女性社員 200 人から 80 人を無作為に抽出して身長・体重を測定したら，BMI が 26 以上の太りすぎの人が 12 人であった．全女性社員では何人が BMI 26 以上であるだろうか．95％および 99％の信頼度で区間推定せよ．

12.2　母相関係数の区間推定（△）

　二つの母集団から抽出された一組の標本データ $\{x_i\}$ と $\{y_i\}$ の相関係数は

$$r = \sum (x_i - \bar{x}) \cdot (y_i - \bar{y}) \Big/ \sqrt{\sum (x_i - \bar{x})^2 \cdot \sum (y_i - \bar{y})^2}$$

で与えられる（§5.3 参照）．標本抽出を繰り返すとさまざまな相関係数が得られるので r は確率変数である．一つの r 値から母相関係数（ρ と表記）を区間推定しようとするときに注意しなければならないのは，r の上限と下限が ±1 で抑えられているため，$\rho \fallingdotseq 0$ の場合を除いて左右に偏った分布になることである．そのため区間推定にあたって $\rho \fallingdotseq 0$ と $\rho \neq 0$ の場合に分けて考察する必要がある．

A）$\rho \fallingdotseq 0$ とみなせる場合

　このとき多数の標本を抽出して相関係数を算出すると r は左右対称な分布を示すと期待される．フィッシャー（1915）は

$$T_r = \frac{r\sqrt{n-2}}{\sqrt{1-r^2}} \tag{5}$$

で定義される統計量が自由度（$n-2$）の t 分布に従うことを導いた（証明は本書のレベルをこえる）．このことは（$1-\alpha$）100％の信頼度で

$$-t_{n-2}(\alpha/2) < r\sqrt{n-2}\big/\sqrt{1-r^2} < t_{n-2}(\alpha/2) \tag{6}$$

が成り立つことを意味する．ここで $t_{n-2}(\alpha/2)$ は自由度（$n-2$）の t 分布のパーセント点である（§ 11.3 参照）．r が（6）式を満たす範囲内にあれば（$1-\alpha$）の確率で $\rho \fallingdotseq 0$ とみなすことができ，上記の範囲外にあれば $\rho \fallingdotseq 0$ が成り立たないといえる．そのため（6）式は二母集団の相関の有無を判定するのに使われる．その具体的な方法については§ 14.3 で学ぶ．

B）$\rho \neq 0$ の場合

　相関係数 r は上限と下限が ± 1 で抑えられている．そのため r は $-1 < \rho < 0$ のとき左側に偏った分布となり，$0 < \rho < 1$ のとき右側に偏った分布となるので，これまで学んだ方法では母相関係数を区間推定することができない．しかしフィッシャーは

$$Z_r = (1/2) \cdot log_e\{(1+r)/(1-r)\} \tag{7}$$

に従って r を Z_r に変換すると，母集団の Z_ρ は

　　平均値 $Z_\rho = (1/2) \cdot log_e\{(1+\rho)/(1-\rho)\}$

　　分散 $= 1\big/(n-3)$

の正規分布に漸近することを示した（証明は本書のレベルを超える）．（7）式はフィッシャーの Z 変換と呼ばれる．このとき母集団の Z_ρ は（$1-\alpha$）×100％の信頼度で

$$Z_r - z(\alpha/2)\big/\sqrt{n-3} < Z_\rho < Z_r + z(\alpha/2)\big/\sqrt{n-3} \tag{8}$$

を満たすことが導かれる．$z(\alpha/2)$ は $\alpha = 0.05$ のとき 1.96，$\alpha = 0.01$ のとき 2.58 である．ここで $Z_L = Z_r - z(\alpha/2)\big/\sqrt{n-3}$，$Z_U = Z_r + z(\alpha/2)\big/\sqrt{n-3}$ と表記すると，（8）式は $Z_L < Z_\rho < Z_U$ と書き変えられ，Z_ρ の区間推定を与える．この不等式をフィッシャーの Z 変換の逆変換を行えば ρ の区間推定が得られる．Z 変換の逆変換は，（7）式を r について解いて

$$r = \frac{e^{2Zr}-1}{e^{2Zr}+1} \tag{9}$$

と求まる．ここで $\rho_L = (e^{2Z_L}-1) \div (e^{2Z_L}+1)$，$\rho_U = (e^{2Z_U}-1) \div (e^{2Z_U}+1)$ と表記すると，（9）式の逆変換により $\rho_L < \rho < \rho_U$ が導かれる．これは母相関係数 ρ の区間推定を与え

る．推定区間はデータサイズ n と信頼度 $(1-\alpha)\times100\%$ の値によって変化する．例として図 12.1 に $n=20$, $\alpha=0.05$ のときの ρ の平均値，下限値，上限値のグラフを示した．

なお，母相関係数 ρ の区間推定を行うときは，事前に $\rho \neq 0$ であることを確認しておかなければならない．

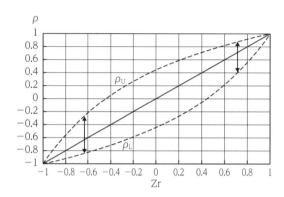

図　12.1　母相関係数 ρ の区間推定

（$n=20$, $\alpha=0.05$ の場合）

例題 12.4　ある大学の男子学生 70 人を無作為に抽出して身長と体重を測定し，両者の相関係数を求めたところ 0.36 であった．母集団の相関係数を 95％の信頼度で区間推定せよ．

解答　フィッシャーの式で変換すると　$Z_r=(1/2)\cdot log_e\{(1+0.36)/(1-0.36)\}=0.3769$.

母相関の Z_ρ の上限値と下限値は，$z(0.05/2)=1.96$ を用いて

　$z_U=0.3769+1.96/\sqrt{70-3}=0.6164$.

　$z_L=0.3769-1.96/\sqrt{70-3}=0.1374$.

これらを（9）式で逆変換すると

　$\rho_U=(e^{2\times0.6164}-1)\div(e^{2\times0.6164}+1)=0.5486$.

　$\rho_L=(e^{2\times0.1374}-1)\div(e^{2\times0.1374}+1)=0.1365$.

　∴　母相関係数 ρ は 95％の信頼度で　$0.14<\rho<0.55$ の間にある．

問題 12.2　ある大学の女子学生 140 人を無作為に抽出して身長と体重を測定し，両者の相関係数を求めたところ 0.35 であった．母集団の相関係数を 99％の信頼度で区間推定せよ．

§ 12 の問題の解答

問題 12.1

BMI26 以上の割合は $p=12/80=0.15$，標準誤差 $=\sqrt{0.15\times0.85/80}=0.0399$.

母割合の 95％信頼度の推定区間は $0.15\pm1.96\times0.0399=0.072\sim0.228$.

　∴　人数は 200 人を掛けて 14～46 人.

母割合の 99％信頼度の推定区間は $0.15\pm2.58\times0.0399=0.047\sim0.253$.

　∴　人数は 200 人を掛けて 9～51 人.

問題 12.2

フィッシャーの式で変換すると　$Z_r=(1/2)\,log_e\{(1+0.35)/(1-0.35)\}=0.3654$.

母相関の Z_r の上限値と下限値は，$z(0.01/2)=2.58$ を用いて

$z_U=0.3654+2.58/\sqrt{140-3}=0.5858$.

$z_L=0.3654-2.58/\sqrt{140-3}=0.1450$.

これらを（9）式で逆変換すると

$\rho_U=(e^{2\times0.5858}-1)\div(e^{2\times0.5858}+1)=0.5269$.

$\rho_L=(e^{2\times0.1450}-1)\div(e^{2\times0.1450}+1)=0.1440$.

∴　母相関係数 ρ は　99％の信頼度で　$0.14<\rho<0.53$ の間にある.

§ 13　仮説の検定（1）―標本と母集団の差の検定―

　§ 11～§ 12 で学んだ区間推定では標本の統計量から母集団の統計量の存在範囲を一定の信頼度で推定した．これから§ 13～§ 16 で学ぶ仮説検定は，たとえば血液検査の測定値が異常であるかどうか，新たに開発された薬に薬効があるかどうか，A 治療法の方が B 治療法より優れているかどうか，などを臨床データに基づいて判定・検定することである．しかしこれらの臨床データは確率変数であるので 100％確かな判定はあり得ない．そのため検定結果は 95％の信頼度で Yes，あるいは 99％の信頼度では No などの表現となる．

　検定のプロセスは，まず検定すべき仮説を立てて，検定を誤る危険率（これを有意水準と呼ぶ）を決める．危険率＋信頼度＝ 1 の関係があるので，危険率を決めることは検定結果の信頼度を決めることに等しい．危険率（有意水準）を決めたら，当該事象が従う確率分布に基づいて臨床データから検定統計量を計算し，有意水準によって定まる有意点を求める．最後に検定量と有意点のどちらが大きいかによって仮説の諾否を判定・検定する．

　確率変数が従う確率分布が違えば検定で使用する統計量が違ってくる．しかし基本的な考え方は同じである．この§ ではまず仮説検定の考え方を概観し，次に，標本と母集団の間で平均値や割合に差があるか否かを検定する方法について学ぶ．また仮説検定は帰無仮説の採択・棄却を誤る確率をどの程度に設定するかという視点に立っているが，そのことが対立仮説の採択・棄却を誤る確率とどのように関係しているかについても理解を深める．

13.1　帰無仮説と対立仮説

　仮説検定では，主張 A を証明するのに "A でないないという前提では矛盾が生じる" ことを証明する方法を採用する（これを背理法という）．たとえば「新薬に薬効がある」，「新しい治療法の方が優れている」などの積極的な仮説（作業仮説という）を直接証明する代わりに，「新薬には薬効がない」，「新しい治療法と旧来の治療法では効果に差がない」などの否定的な仮説（作業仮説を無に帰すという意味で帰無仮説という）を立てて，帰無仮説

の諾否を検証する方法を採る．このとき本来の積極的な作業仮説は帰無仮説に対比させて対立仮説と呼ばれる．帰無仮説が採択される場合は対立仮説が棄却され，帰無仮説が否定されれば対立仮説が肯定されることになる．言い換えれば，仮説検定では帰無仮説を採択するか棄却するかを判断して，間接的に対立仮説の諾否を判定する．

　仮説検定の例として標本平均と母平均に差があるか否かを検定する場合を取り上げる．標本が母集団全体から無作為に抽出されている場合は標本平均と母平均の差が小さいと期待されるが,標本が母集団の一部から抽出されているかサンプリングに偏りがある場合は，両者の差の検定が必要となる．いま標本平均と母平均をそれぞれ $\bar{x}$，μ とすると，両者に差がないという仮説（帰無仮説）は伝統的に

$$H_0 : \bar{x} \fallingdotseq \mu \tag{1}$$

と表記される．これに対し，帰無仮説に対立する作業仮説（対立仮説）は

$$H_1 : \bar{x} \neq \mu \tag{2}$$

と表記される．ただし $\bar{x}$ が μ に等しくないのは $\bar{x} > \mu$ の場合と $\bar{x} < \mu$ の場合があるので，両方のチェックが必要となる．そのため（2）式で表現される検定は両側検定と呼ばれる．これに対して $\bar{x}$ が μ より大きい（または小さい）といえるかどうかを検定する場合は，帰無仮説は同じく $H_0 : \bar{x} \fallingdotseq \mu$ であるが，対立仮説（作業仮説）は

$$H_1 : \bar{x} > \mu, \quad \text{または} \quad H_1 : \bar{x} < \mu \tag{3}$$

のいずれかである．（3）式による検定は片側検定（それぞれ右側検定，左側検定）と呼ばれる（表 13.1 参照）．

表 13.1　標本平均（$\bar{x}$）と母平均（μ）の差の検定

標本割合（p）と母割合（P）の差の検定も同様である．

対立仮説（作業仮説）	帰無仮説
両側検定 　$H_1 : \bar{x} \neq \mu$	$H_0 : \bar{x} \fallingdotseq \mu$
片側検定 　$H_1 : \bar{x} > \mu$　（右側検定） または 　$H_1 : \bar{x} < \mu$　（左側検定）	$H_0 : \bar{x} \fallingdotseq \mu$ （脚注参照）

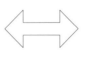

脚注）右側検定では $\bar{x} < \mu$ である可能性が，左側検定では $\bar{x} > \mu$ である可能性が少ないことを想定して検定が行われる．

13.2　上側確率，パーセント点，p 値

　仮説検定は模擬試験結果から入試合格の可能性を予測する作業に似ている．例えば倍率 10 倍の大学を志望する受験生の模擬試験の結果が上位 5％以内ならば A 判定，上位 5〜10％ならば B 判定，上位 10〜20％なら C 判定と評価したとする．このとき上位 5％，10％，20％に相当する得点をパーセント点あるいは有意点と呼ぶ．またある受験生の成績が 700 点であったとき，700 点が上位何％の成績であるかが判定に使われるが，仮説検定ではそれを p 値と呼ぶ．例えば p 値が 8％であれば B 判定となる．p 値は全受験生のうち 700 点から最高得点までの受験生が占める割合を示すので，上側確率と呼ばれる．

　医療統計における検定では当該事象が偶然では起こりえないほど稀な事象であるか否かが判定基準となる．判定基準は発生確率がどの程度低ければ"稀"あるいは"偶然"とみなすかによって変化する．模擬試験での得点に相当するものを医療統計では検定統計量と呼ぶ（§ 13.3 で学ぶ）．検定統計量がパーセント点より大きければ偶然では起こらないほど稀な事象が発生したことになる．発生確率が低いかどうかは確率密度関数を確率変数が a（定数）から∞まで積分した値（これを上側積分といい α と表記する）の大小によって決められる．また上側積分が α になる a の値を $z(\alpha)$ と表記する（"z が α の関数である"という意味ではない！）．図 13.1 と図 13.2 に確率変数が正規分布および t 分布（自由度 n）に従う場合の α と $z(\alpha)$ の関係を示した．α は上側積分であるので $z(\alpha)$ が大きいほど α（＝発生確率）が小さくなる．仮説検定では"稀の程度"を示す α として $\alpha = 0.1,\ 0.05,\ 0.01,\ 0.001$ などの小さな値を使う．このとき $z(\alpha)$ から∞までの上側確率はそれぞれ 10％，5％，1％，0.1％であるので，$z(\alpha)$ をパーセント点と呼ぶ．仮説検定は検定統計量がパーセント点 $z(\alpha)$ より大きいか小さいかが判定基準になるので，$z(\alpha)$ は有意点，とも呼ばれる．有意点に対応する α は有意水準と呼ばれる．

　上側積分が α になるパーセント点は確率分布によって異なる．標準正規分布の場合は $z(\alpha)$ と表記するが，自由度 n の t 分布の場合は $t_n(\alpha)$，自由度 n の χ^2 分布の場合は $\chi^2_n(\alpha)$ と表記する．本書ではコンピュータで求めた $z(\alpha)$ を巻末の付表 3 に，$t_n(\alpha)$ を付表 4 に，$\chi^2_n(\alpha)$ を付表 6 に掲載した．一般的にはそれらの数表により統計検定量が上側確率 10％以内，5％以内，1％以内，0.1％以内に入るかどうかを判断して仮説検定を行う．

　しかし最近では数表よりも統計検定量より上側の確率（p 値）を使って検定する事例が増えている．それはエクセル関数や統計ソフトを使えば p 値が簡単に求められるようになったからである．求まった p 値が，例えば p 値＝0.067 であれば"5％の有意水準で帰

無仮説が採択される”という検定と同等であり，また p 値＝0.008 であれば“1%の有意水準で帰無仮説が棄却される”という検定と同等である（§ 13.3 参照）．本書には標準正規分布の p 値を付表 2 に掲載した．また t 分布の p 値はページ数節約のため自由度 10 の場合のみを付表 5 に掲載した．任意の自由度の p 値をエクセル関数を使って求める方法を付表 5 に記載したので参考にしていただきたい．

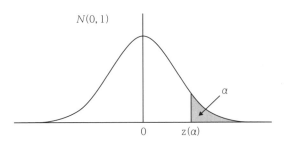

図 13.1　標準正規分布とパーセント点 $z(\alpha)$

区間【$z(\alpha)$，∞】の上側積分は α に等しい．

α は有意水準，$z(\alpha)$ は有意点とも呼ばれる．

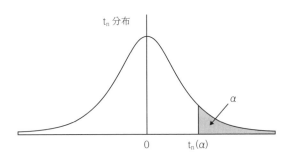

図 13.2　自由度 n の t 分布とパーセント点 $t_n(\alpha)$

区間【$t_n(\alpha)$，∞】の上側積分は α に等しい．

α は有意水準，$t_n(\alpha)$ は有意点とも呼ばれる

問題 13.1　巻末の付表 3 を使って，標準正規分布を $z(\alpha)$ から ∞ まで積分した値が α になる $z(\alpha)$（＝パーセント点）を求めよ．

(1)　$z(0.1)$　　(2)　$z(0.05)$　　(3)　$z(0.01)$　　(4)　$z(0.005)$

問題 13.2　巻末の付表 4 を使って，自由度 n の t 分布を t_n から ∞ まで積分した値が α になる $t_n(\alpha)$（＝パーセント点）を求めよ．

(1)　$t_5(0.1)$，　(2)　$t_{10}(0.005)$，　(3)　$t_7(0.05)$，　(4)　$t_3(0.025)$．

問題 13.3 巻末の付表 2 を使って,検定統計量 Z の上側確率(p 値)を求めよ.

  (1) $Z=0.5$, (2) $Z=1.96$, (3) $Z=2.57$, (4) $Z=3.54$.

13.3 標本平均と母平均の差の検定(1)—母分散が既知の場合—

　母分散が既知($=\sigma^2$)の場合,標本平均 $\bar{x}$ から母平均 μ を区間推定する式は

$$\bar{x}-z(\alpha/2)\cdot(\sigma/\sqrt{n}) \leqq \mu \leqq \bar{x}+z(\alpha/2)\cdot(\sigma/\sqrt{n}) \tag{4}$$

で与えられる(§ 11.2 参照).ここで α は有意水準,$z(\alpha/2)$ は上側確率が $\alpha/2$ となるパーセント点である.(4) 式を変形すると

$$-z(\alpha/2) \leqq \frac{\bar{x}-\mu}{\sigma/\sqrt{n}} \leqq z(\alpha/2) \tag{5}$$

が導かれる.いま

$$Z=\frac{\bar{x}-\mu}{\sigma/\sqrt{n}} \tag{6}$$

とおくと,(5) 式は

$$-z(\alpha/2) \leqq Z \leqq z(\alpha/2) \tag{7}$$

と書き換えられる.Z は標準正規分布 $N(0, 1^2)$ に従う確率変数であるので(§ 9.1 参照),$Z=0$ のとき最大となり,0 から遠ざかるにつれて左右対称に減少する.そのため $Z\fallingdotseq0$ のとき帰無仮説が採択され,Z が大きな値になるとき帰無仮説が棄却される.Z 値の大きさによって帰無仮説の採択/棄却が決まるので,Z は検定統計量と呼ばれる.また Z 値の大きさによる検定は z 検定と呼ばれる.

A) 両側検定

　標本平均 $\bar{x}$ が母平均 μ に等しいかどうかを検定するのは両側検定と呼ばれる.等しくないのには $\bar{x}$ が μ より大きい場合と μ より小さい場合の二通りがあるためである.両側検定では,Z が下限値 $-z(\alpha/2)$ より小さいか上限値 $z(\alpha/2)$ より大きい値を取るときに帰無仮説が棄却され,対立仮説($H_0:\bar{x}\neq\mu$)が採択される(図 13.3).また Z が【$-z(\alpha/2)$, $z(\alpha/2)$】の範囲にあるとき帰無仮説($H_0:\bar{x}\fallingdotseq\mu$)が採択される.判定基準となるパーセント点($=\pm z(\alpha/2)$)は α の値によって変化する.α は仮説検定が誤りを犯す危険率であるので小さな値が望ましい.しかし α が 0.1, 0.05, 0.01, 0.001 と小さくなるにつれてパーセント点は ±1.645, ±1.960, ±2.576, ±3.090 と次第に大きくなる(付表 3

参照）．このことは危険率 α を小さくすると帰無仮説の採択範囲が広くなる（分解能が悪くなる）ことを意味する．実際の仮説検定では両者のバランスを取って $\alpha = 0.05$ または $\alpha = 0.01$ が採用されることが多い．検定結果を記述するときは必ず有意水準 α，または危険率 α，または信頼度 $100(1-\alpha)$ ％であることを併記しなければならない．

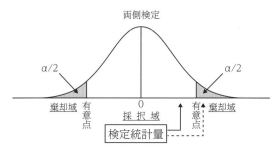

図 13.3　両側検定の帰無仮説の採択域と棄却域
検定統計量が二つの有意点の間にあれば帰無仮説が採択され，二つの有意点の外側にあれば帰無仮説が棄却される（対立仮説が採択される）．

B) 片側検定

　片側検定では"$\bar{x}$ が μ より大きい"，あるいは"$\bar{x}$ が μ より小さい"という対立仮説（作業仮説）を立てて，$\bar{x}$ と μ の大小関係だけを考察する．対立仮説が $H_1 : \bar{x} > \mu$ の場合を例にとると，帰無仮説は $H_0 : \bar{x} \fallingdotseq \mu$ となるが，これは $\bar{x} < \mu$ である可能性がないことを想定している（図 13.4）．この場合も (6) 式が検定統計量 Z を与えるが，有意水準 α に対する有意点は $z(\alpha)$ に変わる．Z 値が $z(\alpha)$ より小さいとき帰無仮説が採択され，$z(\alpha)$ より大きいとき棄却される（図 13.4）．付表 3 を参照すると，$\alpha = 0.1,\ 0.05,\ 0.01$ に対応する有意点は $z(\alpha) = 1.282,\ 1.645,\ 2.326$ である．すなわち，同じ有意水準で比較すると，対立仮説が採択されやすくなる．

　なお，図は省略したが，有意点が負の場合（$\bar{x} < \mu$ の場合）は左側検定を行う．この場合，(6) 式による Z 値が有意点 $-z(\alpha)$ より大きいとき帰無仮説が採択され，有意点より小さいとき帰無仮説が棄却される（対立仮説が採択される）．左側検定の代わりに $|Z|$ と $|$有意点$|$ を比較して右側検定を行っても同じ結論が導かれる．

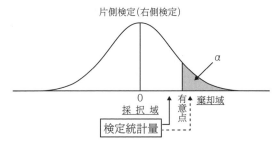

図 13.4　片側検定（右側検定）の帰無仮説の採択域と棄却域

検定統計量 Z が有意点 $z(\alpha)$ より小さいとき帰無仮説が採択され，有意点より大きいとき帰無仮説が棄却される（対立仮説が採択される）.

例題 13.1　20代一般女性の BMI が平均値 20.5，標準偏差 3.0 であるとする．ある大学の女子学生 30 人を任意に選び BMI を測定したところ，平均値が 21.5 であった.

1）この大学の女子学生の BMI の平均値は一般女性の平均値と差があるといえるか．有意水準 5% で両側検定せよ.

2）この大学の女子学生の平均値は一般女性のそれより大きいといえるか．有意水準 5% で片側検定せよ.

解答

1）有意水準は 5%（$\alpha = 0.05$）であるので，両側検定では $\alpha/2 = 0.025$.

帰無仮説は $H_0 : \bar{x} \fallingdotseq \mu$. 検定統計量は（6）式より

$$Z = (21.5 - 20.5) \div (3.0/\sqrt{30}) = 5.477 \div 3.0 = 1.83.$$

一方，付表 3 から有意点 $= z(\alpha/2) = 1.960$.

故に $Z <$ 有意点 であるので，帰無仮説が採択される（図 13.3 参照）.

すなわち，有意水準 5% で両者に差があるとはいえない.

2）有意水準は 5% であるので，片側検定では $\alpha = 0.05$.

帰無仮説は $H_0 : \bar{x} \fallingdotseq \mu$.

検定統計量は　1）と同じく $Z = 1.83$.

一方，付表 3 から有意点 $= z(\alpha) = 1.645$.

故に　$Z >$ 有意点 であるので，帰無仮説が棄却される（図 13.4 参照）．したがって，有意水準 5% でこの大学の女子学生の BMI の平均値は一般女性よりも大きいといえる.

問題 13.4 20代一般男性の BMI が平均値 23.1，標準偏差 3.9 であるとする．ある大学の男子学生 25 人を任意に選び BMI を測定したところ，平均値が 22.3 であった．

1）この大学の男子学生の BMI の平均値は一般男性の平均値と差があるといえるか．有意水準 1% で両側検定せよ．

2）この大学の男子学生の平均値は一般男性のそれより小さいといえるか．有意水準 1% で片側検定せよ．

注）Z と $z(\alpha)$ が負の場合は左側検定の代わりに $|Z|$ と $|z(\alpha)|$ を比較して右側検定してもよい．

13.4 標本平均と母平均の差の検定（2）—母分散が未知の場合—

母集団の分散が未知の場合，検定統計量は (6) 式の σ の代わりに標本標準偏差 $\tilde{\sigma}$ を用いて

$$T = \frac{\bar{x} - \mu}{\tilde{\sigma}/\sqrt{n}} \tag{8}$$

で与えられる．T は自由度 $(n-1)$ の t 分布（以後 t_{n-1} 分布と表記）に従うので（§9.2参照），帰無仮説（$\bar{x} \fallingdotseq \mu$）は T が発生確率の低い値であるときに棄却され，発生確率の高い値のときに採択される．検定統計量が (8) 式で与えられる検定は t 検定と呼ばれる．

仮説検定の手順は z 検定と同じである．有意水準が α のときの両側検定では，t_{n-1} 分布の上側確率・下側確率が $\pm\alpha/2$ に等しくなる有意点を $\pm t_{n-1}(\alpha/2)$ で表すと，検定統計量 T が 【$-t_{n-1}(\alpha/2)$，$t_{n-1}(\alpha/2)$】の範囲にあるとき帰無仮説が採択され，T がそれ以外の範囲にあるとき帰無仮説が棄却される．

一方，$\bar{x}$ が μ より大きいかどうかの片側検定（右側検定）では，t_{n-1} 分布の上側確率が α に等しくなる有意点を $t_{n-1}(\alpha)$ で表すと，$T < t_{n-1}(\alpha)$ のとき帰無仮説が採択され，$T > t_{n-1}(\alpha)$ のとき帰無仮説が棄却される．検定を誤る危険率は両側検定・片側検定ともに $100 \times \alpha$ % であり，検定結果の信頼度は $100 \times (1-\alpha)$ % である．

すでに述べたように標本サイズが $n > 30$ のときは母分散が未知であっても t 検定の代わりに z 検定を用いることができる．

例題 13.2 20代一般女性の血糖値の平均値が 85.6mg/dl であるとする．ある病院の 20

代女性看護師 16 人を任意に選んで血糖値を測定したところ，その平均値は 88.5mg/dl，標準偏差は 10.0mg/dl であった．この病院の女性看護師の平均値は一般女性の平均値と差があるといえるか．有意水準 5% で検定せよ．

解答　帰無仮説は $H_0 : \bar{x} \fallingdotseq \mu$．有意水準は両側検定 5%（$\alpha = 0.05$）であるので，片側 2.5%（$\alpha/2 = 0.025$）になる．自由度＝$16-1=15$.

検定統計量は $T = (88.5 - 85.6) \div (10.0/\sqrt{16}) = 2.9 \times \sqrt{16}/10 = 1.160$.

付表 4 の t 分布表から読み取ると 有意点＝$t_{15}(0.025) = 2.131$.

故に $T <$ 有意点 であるので帰無仮説が採択される．すなわち，有意水準 5% で両者に差があるとはいえない．

問題 13.5　20 代一般男性の血糖値の平均値が 90.8mg/dl であるとする．ある大学の運動部員 18 人を任意に選んで血糖値を測定したところ，平均値は 87.6mg/dl，標準偏差は 8.9mg/dl であった．運動部員の血糖値の平均値は 20 代一般男性の平均値より小さいといえるか．有意水準 10% で片側検定せよ．

13.5　標本割合と母割合の差の検定

カテゴリーデータにおいて特定の属性を持つデータの個数を全データ数で割った値（割合）は数量データになる．標本割合を p，母割合を P とすれば，標本サイズが大きいとき，$(p-P) \div \sqrt{P(1-P)/n}$ は標準正規分布 $N(0, 1^2)$ に従う（§ 12.1 参照）．したがって § 13.3 と同じ手順で p と P の差の検定を行うことができる．このときの検定統計量は

$$Z = \frac{p-P}{\sqrt{P(1-P)/n}} \tag{9}$$

で与えられる．(9) 式の分子，分母に n を掛け，分母を $\sqrt{np(1-p)}$ で近似すると

$$Z = \frac{x-nP}{\sqrt{np(1-p)}} \tag{10}$$

が得られる．ここで $x=np$ は注目している属性を持ったデータの個数である．(10) 式の Z は連続関数として定義されるが，二項分布では n が整数である．このとき n は ± 0.5 の誤差を含んでいると考えられるので，n が小さな値のとき誤差の影響が無視できない．

その影響を補正するために，（10）式にイエーツの補正項（−0.5）を加えた式

$$Z = \frac{|x-nP|-0.5}{\sqrt{np(1-p)}} \tag{11}$$

を使うことが推奨される．

例題13.3 ある地域で1か月間に男児が25人，女児が15人の新生児が生まれた．これは男女が同じ割合で生まれるという仮説と矛盾しないか．有意水準10%で両側検定せよ．また女児よりも男児が生まれる確率が高いという仮説を有意水準10%で片側検定せよ．

解答　帰無仮説は"男女半々に生まれる"である．男児が生まれる割合を $p=0.5$ とすると，女児が生まれる割合は $1-p=0.5$ である．また標本サイズは $n=40$ である．

　a）両側検定の場合

　　検定統計量は（11）式から $Z=(|25-40\times0.5|-0.5)\div\sqrt{40\times0.5\times0.5}=1.423$.

　　一方，付表3から 有意点 $=z(\alpha/2)=z(0.05)=1.645$.

　　故に $Z<$ 有意点であるので，帰無仮説が採択される．すなわち，男児25人，女児15人生まれても，10%の危険率で男女が生まれる割合に差がないと検定される．

　b）片側検定（右側検定）の場合

　　検定統計量はa）と同様に $Z=1.423$.

　　一方，付表3から 有意点 $=z(\alpha)=z(0.1)=1.282$.

　　故に $Z>$ 有意点であるので，帰無仮説は棄却される．すなわち，この地域では10%の危険率（有意水準）で女児より男児の方が多く生まれると検定される．また，このような事象が起こる確率は付表2から　p 値 $=P(1.42<Z<\infty)=7.8\%$　である．

問題13.6 農薬工場の爆発事故によって高濃度のダイオキシンの煙霧に暴露された地域（イタリアのセベソ）で，その後8年の間に男児が26人，女児が48人生まれた（森千里, 2002）．この地域では女児が生まれる確率が0.5より高いといえるか．有意水準5%で検定せよ．また男児が26人，女児が48人生まれる確率（p 値）を求めよ．

問題13.7 ある疾病の死亡率は65%であることが知られている．この疾病の罹患者35人に対して新しく開発した薬剤で治療したところ死亡者は15人であった．新薬による治療法は従来の治療法より優れているといえるか．危険率5%で検定せよ．

13.6 仮説検定の誤り

　仮説検定では帰無仮説を立ててそれを採択するか棄却するかを判定する．しかし判定基準は確率論に基づいているので100%正しい検定はありえない．常に一定の確率で誤りを犯す危険がある．これは"正しい帰無仮説を誤って棄却する誤り"であり，第一種の過誤と呼ばれる．しかし視点を変えると"正しい対立仮説を誤って棄却する誤り"すなわち"正しくない帰無仮説を誤って採択する誤り"もある．これは第二種の過誤と呼ばれる．例をあげると，がんの集団検診で"精密検査が必要でない人を精密検査が必要"と診断するのは第一種の過誤であり，"精密検査が必要な人を精密検査が不要"と診断するのは第二種の過誤である．また製品検査において良品を不良品とみなすことは第一種の過誤であり，不良品を良品とみなすことは第二種の過誤である．一般的に，第一種の過誤は実害が少ないが，第二種の過誤はがん患者や不良品を見逃すことになるので重大な診断ミスであるといえる．そのため実用上は「正しい対立仮説を正しく採択すること」，言い換えれば「正しくない帰無仮説を間違いなく棄却すること」がより重要となる．

　図13.5に標本平均 $\bar{x}$ と母平均 μ の大小関係を片側検定（右側検定）する場合を例にとって第一種と第二種の過誤を図解した．母集団の分布は未知であり，母平均 μ が標本分布から定まる $z(\alpha)$ より小さい場合も大きい場合もある．帰無仮説が正しい場合（$\mu < z(\alpha)$，図省略），検定統計量 Z が $Z > z(\alpha)$ の範囲では帰無仮説を棄却するので誤った判定となる．これを第一種の過誤という．誤りを犯す確率は確率分布を $z(\alpha)$ から無限大まで積分した値（α）である．$Z < z(\alpha)$ の範囲は帰無仮説を採択するので正しい判定となる．その確率は（$1-\alpha$）である．

　一方，対立仮説が正しい場合（$\mu > z(\alpha)$，図13.5），$Z < z(\alpha)$ の範囲で帰無仮説を採択するので間違った判定となる．これを第二種の過誤という．第二種の過誤を犯す確率 β は母集団の分布（未知）を $z(\alpha)$ から $-\infty$ まで下側積分した値であり，一般に β と表記される．$Z > z(\alpha)$ の範囲（$1-\beta$）は間違った帰無仮説を正しく棄却するので，検定力と呼ばれる．

　α，β の大きさは有意点 $z(\alpha)$ の位置の影響を受ける．$z(\alpha)$ を右側に動かすと，α は小さくなり，相対的に β が大きくなる．すなわち対立仮説が棄却される確率が高くなる．反対に $z(\alpha)$ を左側に動かすと，相対的に β が小さくなり対立仮説が採択される確率が高くなる．たとえば新薬の薬効を旧薬の薬効と比較するとき，新薬の安全性を重視する場合には $z(\alpha)$ を右に動かして α を小さくする．安全性を多少犠牲にしても新薬の有効性を

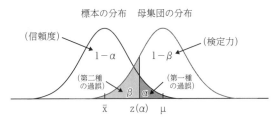

図13.5　片側検定（右側検定）における第一種の過誤（α）と第二種の過誤（β）
　　左側は標本の確率分布（既知）を示し，右側は対立仮説（$\mu > z(\alpha)$）が正しいとき
　　の母集団の確率分布（未知）を示す．$\bar{x}$ は標本平均，$z(\alpha)$ は片側検定の有意点
　　（パーセント点），μ は母平均を示す．

重視する場合には $z(\alpha)$ を左に動かして $(1-\beta)$ を大きくすることが考えられる．また α，β の大きさは母平均 μ の影響も受ける．μ が $z(\alpha)$ に近いほど β が大きくなり，μ が $z(\alpha)$ から遠ざかるほど β が小さくなる．つまり μ が $\bar{x}$ に近いほど間違って帰無仮説を採択する確率が高くなり，μ が $\bar{x}$ から遠ざかるほど正しく対立仮説を採択する確率が高くなる．

　表13.2 に以上の議論をとりまとめた．帰無仮説が真のとき，間違って帰無仮説を棄却する確率は α であり（第一種の過誤），正しく帰無仮説を採択する確率は $(1-\alpha)$ である．このとき α は検定を誤る危険率を表し，$(1-\alpha)$ は検定結果の信頼度を表す．一方，帰無仮説が偽のとき（図13.5 参照），間違って帰無仮説を採択する確率は β であり（第二種の過誤），正しく帰無仮説を棄却する確率は $(1-\beta)$ である．β は検定を誤る危険率を表し，$(1-\beta)$ は検定力と呼ばれる．その理由は，仮説検定では，実用上，真の帰無仮説を正しく採択することよりも偽の帰無仮説を正しく棄却すること（すなわち真の対立仮説を正しく採択すること）の方が重要であるからである．

表13.2　帰無仮説が真のときと偽のときの検定の比較

	帰無仮説 H_0 が真のとき	帰無仮説 H_0 が偽のとき
H_0 を採択する	正しい判定 （信頼度：$1-\alpha$）	誤った判定　β （第二種の過誤）
H_0 を棄却する	誤った判定　α （第一種の過誤）	正しい判定 （検定力：$1-\beta$）

§ 13 の問題の解答

問題 13.1

付表 3 から，それぞれ 1.282，1.645，2.326，2.576.

問題 13.2

付表 4 から，それぞれ 1.476，3.169，1.895，3.182.

問題 13.3

付表 2 から，(1) 0.3085，(2) 0.0250，(3) 0.0051，(4) 0.0002.

問題 13.4

1) 有意水準は 5% であるので，両側検定では $\alpha/2=0.025$. 帰無仮説は $H_0: \bar{x} \fallingdotseq \mu$.

検定統計量は $Z=(22.3-23.1) \div (3.9/\sqrt{25})=(-0.8) \div 3.9 \times 5=-1.026$.

一方，付表 3 から有意点 $=-z(\alpha/2)=-1.960$.

故に $|Z|<|$有意点$|$ であるので，帰無仮説が採択される.

すなわち，有意水準 5% で両者に差があるとはいえない.

2) 有意水準は 5% であるので，片側検定では $\alpha=0.05$.

検定統計量は 1) と同じく $Z=-1.026$.

一方，付表 3 から有意点 $=-z(\alpha)=-1.645$.

故に $|Z|<|$有意点$|$ であるので，帰無仮説が採択される. したがって，有意水準 5% でこの大学の男子学生の BMI の平均値は一般男性よりも小さいとはいえない.

問題 13.5

帰無仮説は $\bar{x} \fallingdotseq \mu$. 片側検定であるので $\alpha=0.1$. 自由度 $=18-1=17$.

検定統計量は $T=(87.6-90.8) \div (8.9/\sqrt{18})=-3.2 \times \sqrt{18}/8.9=-1.430$.

付表 4（t 分布表）から読み取ると 有意点 $=t_{17}(0.1)=-1.333$.

故に $|T|>|$有意点$|$ であるので，帰無仮説は棄却される.

すなわち，10% の危険率（有意水準）で運動部員の血糖値の平均値は一般男性の平均値よりも低いといえる.

問題 13.6

女児が生まれる確率を p とすると，帰無仮説 $H_0 : p \fallingdotseq 0.5$，対立仮説 $H_1 : p > 0.5$．大小関係を検定するので片側検定（右側検定）を行う．検定統計量は（11）式より

$$Z = (\,|\,48 - 74 \times 0.5\,|\, - 0.5) \div \sqrt{74 \times 0.5 \times (1 - 0.5)} = 2.44.$$

一方，有意点 $= z(\alpha) = z(0.05) = 1.96$．

故に $Z >$ 有意点であるので，帰無仮説は棄却される．すなわち，この地域では危険率（有意水準）5％で女児の方が男児より多く生まれている．

またこのような事象が起こる確率（p 値）は付表2より

$$p\,値 = P(2.44 < Z < \infty) = 0.0073 = 0.73\%$$

になる．つまり極めて稀な事象が起こったといえる．

問題 13.7

疾病による死亡率は $p = 0.65$ であるので，帰無仮説 $H_0 : p \fallingdotseq 0.65$，対立仮説 $H_1 : p < 0.65$．新薬による死亡率が従来法より小さいかどうかを検定するので左側検定となるが，ここでは有意点と検定統計量の絶対値を使って右側検定を行う．$n = 35$ であるから検定統計量（絶対値）は（11）式より

$$|\,Z\,| = (\,|\,15 - 35 \times 0.65\,|\, - 0.5) \div \sqrt{35 \times 0.65 \times 0.35} = 2.57.$$

一方，有意点の絶対値は $|-z(\alpha)| = z(0.05) = 1.96$．

故に $|\,Z\,| > |$ 有意点 $|$ であるので，帰無仮説は棄却される．すなわち，危険率（有意水準）5％で新薬による治療法の方が従来法よりも死亡率が減るといえる．

また 35 人の患者のうち死亡者が 15 人になる確率（p 値）は，付表2より，$p\,値 = P(2.57 < |\,Z\,| < \infty) = 0.51\%$ になる．すなわち，1％の危険率でも新薬の方が治療効果があると検定される．

§ 14　仮説の検定（2）―二標本問題―

　この§では二標本の統計量（平均値，割合，分散）に差があるかどうか，二標本から求まる相関係数が統計学的に有意であるかどうかを検定する方法を学ぶ．二標本は二つの母集団から無作為に抽出された確率変数であるので，実際には二母集団の統計量に差があるかどうか，二母集団に相関関係があるかどうかを検定することになる（図 14.1）．これらは二標本問題とも呼ばれ，医療保健分野で利用される機会が非常に多い．

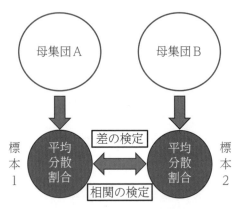

図 14.1　二標本の差および相関の検定

14.1　平均値の差の検定

　標本データを確率変数とみなすとき，母平均の周りの発現確率が最も高い．母平均 μ_x は有意水準 α で 【$\bar{x} - z(\alpha/2) \cdot \sigma_x/\sqrt{n_x}$, $\bar{x} + z(\alpha/2) \cdot \sigma_x/\sqrt{n_x}$】 の間にあり，母平均 μ_y は 【$\bar{y} - z(\alpha/2) \cdot \sigma_y/\sqrt{n_y}$, $\bar{y} + z(\alpha/2) \cdot \sigma_y/\sqrt{n_y}$】 の間にある．つまり $\mu_x - \mu_y$ は二母集団の分布の広がり（σ_x, σ_y）の影響を受ける．そのため二標本の差の有無を検定する方法は二標本の分散が既知の場合と未知の場合で異なる．

A) 二つの母分散が既知の場合

　二つの母集団が平均値 μ_x, μ_y, 分散 $\sigma_x{}^2$, $\sigma_y{}^2$ の正規分布に従っているとき，標本 1（データ数 n_x）の平均値 $\bar{x}$ は正規分布 $N(\mu_x,\ \sigma_x{}^2/n_x)$ に従い，標本 2（データ数 n_y）の平均値 $\bar{y}$ は正規分布 $N(\mu_y,\ \sigma_y{}^2/n_y)$ に従う（§9.1 参照）．平均値の差の期待値は加法定理によって $E[\bar{x}-\bar{y}]=E[\bar{x}]-E[\bar{y}]=\mu_x-\mu_y$ であり，また平均値の差の分散の期待値は加法定理によって $V[\bar{x}-\bar{y}]=V[\bar{x}]+V[\bar{y}]=\sigma_x{}^2/n_x+\sigma_y{}^2/n_y$ である．したがって $\bar{x}-\bar{y}$ は正規分布（$\mu_x-\mu_y$, $\sigma_x{}^2/n_x+\sigma_y{}^2/n_y$）に従うことがわかる（§9.1 参照）．このことは標本平均の差（$\bar{x}-\bar{y}$）と母平均の差（$\mu_x-\mu_y$）を標本平均の差の標準偏差で規格化した統計量

$$Q=\frac{(\bar{x}-\bar{y})-(\mu_x-\mu_y)}{\sqrt{\sigma_x{}^2/n_x+\sigma_y{}^2/n_y}} \tag{1}$$

が標準正規分布 $N(0,\ 1^2)$ に従うことを意味する．すなわち，Q は α の確率で【$-z(\alpha/2)$, $z(\alpha/2)$】の範囲の値をとることになる．

　平均値の差の両側検定では帰無仮説（$\mu_x=\mu_y$）を仮定するので，検定統計量は

$$Z=\frac{\bar{x}-\bar{y}}{\sqrt{\sigma_x{}^2/n_x+\sigma_y{}^2/n_y}} \tag{2}$$

で与えられる．もし帰無仮説が正しければ，Z は α の確率で【$-z(\alpha/2)$, $z(\alpha/2)$】の範囲の値をとり，帰無仮説が正しくなければ（$\mu_x\neq\mu_y$），$Z<-z(\alpha/2)$ または $Z>z(\alpha/2)$ になる．言い換えれば，Z が二つの有意点（$\pm z(\alpha/2)$）の範囲内にあれば帰無仮説が採択され，信頼度 $(1-\alpha)\times 100\%$ で二つの母平均に差がないと検定される（図 13.3 参照）．また Z が二つの有意点の範囲外にあれば帰無仮説を棄却して，有意水準 α で二つの母平均に差があると検定する．

例題 14.1　ある大学の学生から無作為に男子 40 人，女子 80 人を選んで身長と体重の測定値から BMI を求めたところ，男性は平均値が 23.1，標準偏差が 3.9，女性は平均値が 20.6，標準偏差が 3.3 であった．この大学の男子学生と女子学生で BMI に差があるといえるか．有意水準 5% で検定せよ．

解答　検定統計量は (2) 式に上記の数値を代入すると

$$Z=(23.1-20.6)\big/\sqrt{3.9^2/40+3.3^2/80}=2.5\big/0.7186=3.479$$

となる．この値は有意水準 5％に対応する有意点（＝z (0.05/2)＝1.96）よりも大きい．よって帰無仮説は棄却される．すなわち信頼度 95％で男子と女子の BMI に差があるといえる（差がないとはいえない）．

問題 14.1　ある病院の女子職員から無作為に 20 代 25 人と 40 代 35 人を選んで身長と体重を測定して BMI を求めたところ，20 代は平均値が 20.6，標準偏差が 3.3，40 代は平均値が 22.3，標準偏差が 3.8 であった．この病院の女子職員の 20 代と 40 代で BMI に差があるといえるか．有意水準 5％で検定せよ．また 10％で検定したらどうなるか．

B）二母分散が未知で互いに等しくない場合（ウェルチの方法）（△）

このとき検定統計量は（2）式で $\sigma_x{}^2$，$\sigma_y{}^2$ の代わりに $\tilde{\sigma}_x{}^2$，$\tilde{\sigma}_y{}^2$ を使って

$$T=\frac{\bar{x}-\bar{y}}{\sqrt{\tilde{\sigma}_x{}^2/n_x+\tilde{\sigma}_y{}^2/n_y}} \tag{3}$$

で与えられる．T は t 分布に従うが，その自由度 ν は

$$\nu=\frac{(\tilde{\sigma}_x{}^2/n_x+\tilde{\sigma}_y{}^2/n_y)^2}{(\tilde{\sigma}_x{}^2/n_x)^2/(n_x-1)+(\tilde{\sigma}_y{}^2/n_y)^2/(n_y-1)} \tag{4}$$

で与えられる（ただし検定では整数部のみを用いる）．すなわち付表 4 に掲載した t 分布から自由度 ν の有意点を求め，T の大きさと有意点を比較して帰無仮説を採択するか棄却するかを判断する．

例題 14.2　ある高齢者施設で 70 代の入所者（男性 18 人，女性 25 人）を無作為に選んで，身長と体重の測定値から BMI を算出した．その結果，男性は平均値が 23.4，標準偏差が 2.9，女性は平均値が 22.4，標準偏差が 3.7 であった．全入所者の標準偏差は不明であるが，男性と女性の標準偏差は等しくないことが仮定できるとする．この施設の男女の平均値に差があるかどうかを有意水準 5％で検定せよ．

解答　母集団の男女の分散が等しくないのでウェルチの方法を用いる．

（3）式に $\bar{x}=23.4$，$\bar{y}=22.4$，$\tilde{\sigma}_x{}^2=2.9^2$，$\tilde{\sigma}_y{}^2=3.7^2$，$n_x=18$，$n_y=25$ を代入すると，検定統計量は

$$T=(23.4-22.4)/\sqrt{2.9^2/18+3.7^2/25}=1.0/1.0074=0.9927$$

で与えられる. また T の自由度 ν は (4) 式より

$$\nu = (2.9^2/18 + 3.7^2/25)^2 \big/ \{ (2.9^2/18)^2/17 + (3.7^2/25)^2/24 \} = 40.649$$

と求まる. t 分布表 (付表 4) から自由度 40, 有意水準 5% の有意点を求めると, $t_{40}(0.05/2) = 2.021$. 故に $T <$ 有意点であるから, 帰無仮説は採択される. すなわち, 有意水準 5% で男性入所者と女性入所者の BMI の平均値に差があるとはいえない.

問題 14.2 ある大学で男子学生 23 人, 女子学生 45 人を無作為に選んで収縮期血圧を測定した. その結果, 男子は平均値が 116.6, 標準偏差が 11.6, 女子は平均値が 108.9, 標準偏差が 12.3 であった. 全学生の収縮期血圧の標準偏差は不明であるが, 男子と女子の標準偏差は等しくないことが仮定できるとする. この大学の男女の収縮期血圧に差があるといえるか. 有意水準 5% で検定せよ. また有意水準 1% ではどうか.

C) 二母分散が未知であるが互いに等しいとみなせる場合

一般に母分散は未知であることが多いが, F 検定 (§ 14.4 参照) によって二母分散が互いに等しいと判断できる場合には, 母分散は二標本の不偏分散 $\tilde{\sigma}_x^2$ と $\tilde{\sigma}_y^2$ の重み付き平均

$$\bar{\sigma}^2 = \frac{(n_x-1)\tilde{\sigma}_x^2 + (n_y-1)\tilde{\sigma}_y^2}{(n_x-1) + (n_y-1)} \tag{5}$$

に等しいおくことができる. このとき (2) 式に $\sigma_x^2 = \sigma_y^2 = \bar{\sigma}^2$ を代入すると検定統計量は

$$T = \frac{\bar{x} - \bar{y}}{\bar{\sigma}\sqrt{1/n_x + 1/n_y}} \tag{6}$$

で与えられる. T は自由度 $(n_x - 1 + n_y - 1) = (n_x + n_y - 2)$ の t 分布に従うので, t 分布表 (付表 4) から有意点を求め, 有意点と T の大きさを比較して帰無仮説を採択するか棄却するかを判断する.

例題 14.3 ある大学の教員の中から男性 20 人, 女性 25 人を無作為に選んで総コレステロール量 (単位: mg/dl) を測定した. その結果, 男性は平均 212.7, 標準偏差 36.8 であり, 女性は平均値 223.4, 標準偏差 33.3 であった. 全男性教員の標準偏差と全女性教員の標準偏差に差がないことを仮定して, 総コレステロールの平均値に男女差があるかどうかを有意水準 5% で検定せよ.

解答　(5) 式から男女共通の標準偏差を求めると

$$\bar{\sigma}^2 = (19 \times 36.8^2 + 24 \times 33.3^2) / (20 + 25 - 2) = 1217.30.$$

$$\therefore \quad \bar{\sigma} = \sqrt{1217.3} = 34.890.$$

(6) 式を使って検定統計量を求めると

$$T = |212.7 - 223.4| / (34.89 \times \sqrt{1/20 + 1/25}) = 10.7 / 10.467 = 1.022.$$

自由度 43（＝20＋25－2）≒40 とみなして，t 分布表から自由度 40 の有意水準 5%（両側検定）の有意点を求めると，$t_{40}(0.025) = 2.021$ が得られる．したがって，$T <$ 有意点であるので帰無仮説が採択される．すなわち，有意水準 5% でこの大学の大学教員と女性教員の総コレステロール量の平均値に差があるとはいえない．

問題 14.3　ある地区の集団血液検査で中性脂肪を測定した（単位：mg/dl）．その結果 50 代女性 38 人の平均値は 123.3，標準偏差は 88.3，75 歳以上の女性 24 人の平均値は 136.3，標準偏差は 73.0 であった．中性脂肪の分散（標準偏差）は年代によらないとして，この地区の後期高齢者の女性と 50 代女性で中性脂肪の平均値に差があるといえるかどうか，有意水準 5% で検定せよ．

以上，二標本の平均値が等しいといえるかどうかを両側検定する場合を扱ってきたが，片方の平均値が他方の平均値より大きいか（あるいは小さいか）どうかを検定するときは片側検定を利用する．このとき，帰無仮説は $\bar{x} \fallingdotseq \bar{y}$ であり，対立仮説は右側検定では $\bar{y} > \bar{x}$，左側検定では $\bar{y} < \bar{x}$ である．このとき検体統計量は両側検定のときと同じく (2)，(3)，(6) 式で与えられるが，有意点は $z(\alpha)$ または $t(\alpha)$ となる．たとえば右側検定の場合，検討統計量が有意点より小さいとき帰無仮説が採択され，有意点より大きいとき棄却される（図 13.4 参照）．

＊＊＊＊＊＊＊＊＊＊＊＊＊＊＊＊＊＊＊＊＊＊＊＊＊＊＊＊＊＊＊＊＊＊＊＊＊
＊　**コラム：対応のある二群の差の検定**　　　　　　　　　　　　　　　　　＊
＊　　§ 14.1 で学んだ二群の平均値の差の検定は，互いに無関係な人々（二群）の数量データ＊
＊　を対象にしていた．しかし医療保健分野では同じ人々（一群）の数量データを一定の期間＊
＊　をおいて取得し，その間に変化があったかどうかを検定することがある．それは形式的に＊
＊　一組のデータを扱うので"対応がある二群の差の検定"と呼ばれる．しかし実際には同一＊
＊　群の数量データの時間差を検定するので，検定方法は§ 14.1 と異なる．　　　　　＊
＊　　たとえば n 人の受講者が 1 ヶ月の食事療法で血中のコレストロールを下げることを試み＊
＊　たとする．食事療法前のコレストロール値を $\{x_i\}$，後のコレストロール値を $\{y_i\}$（$i=1$，2，＊
＊　…，n）とすると，食事療法の効果は $\{d_i\} = \{y_i - x_i\}$ で表され，$\{d_i\}$ の平均値 $\bar{d}$ がプラスで＊
＊　あれば食事療法の効果がある可能性がある．$\{x_i\}$，$\{y_i\}$ が正規分布に従うとき，n が小さ＊
＊　ければ $\{d_i\}$ は $\bar{d}$ の周りに t 分布，n が大きければ正規分布，すると考えられる．このとき＊
＊　$\{d_i\}$ の標準偏差は $\tilde{\sigma} = \sqrt{(\sum d_i)^2 / (n-1)}$ である．$\bar{d}$ がゼロより大きいかどうかは検定統＊
＊　計量 $T_{n-1} = \bar{d} \div (\tilde{\sigma} / \sqrt{n})$ の大きさによって判断する．すなわち，自由度 $n-1$ の t 分布＊
＊　表から有意水準 α のパーセント点 $t_{n-1}(\alpha)$ を求め，$t_{n-1}(\alpha)$ と T_{n-1} との大小関係によ＊
＊　り片側検定を行う．　　　　　　　　　　　　　　　　　　　　　　　　　　＊
＊＊＊＊＊＊＊＊＊＊＊＊＊＊＊＊＊＊＊＊＊＊＊＊＊＊＊＊＊＊＊＊＊＊＊＊＊

14.2　割合の差の検定

　カテゴリーデータにおいて二つの母集団から抽出した二つの標本のデータ数を n_x，n_y とし，着目する属性を持ったデータの割合を p_x，p_y とする．n_x と n_y が 25 以上（または $n_x p_x$ と $n_y p_y$ がともに 5 以上）のとき，標本抽出を繰り返すと p_x と p_y は母割合の周りに正規分布する（§ 12.1 参照）．p_x と p_y の分散はそれぞれ $p_x(1-p_x)/n_x$，$p_y(1-p_y)/n_y$ で与えられる．ここで帰無仮説を仮定して二つの母割合が等しいとおく．その値を $\bar{p}$ と表記すると，$\bar{p}$ は p_x と p_y の重み付き平均

　　$\bar{p} = (n_x p_x + n_y p_y) / (n_x + n_y)$

とするのが妥当である．このとき $(p_x - p_y)$ の分散は分散の加法定理により

　　$V[p_x - p_y] = V[p_x] + V[p_y] = \bar{p}(1-\bar{p})/(1/n_x + 1/n_y)$

で与えられる．したがって，$(p_x - p_y)$ を分散の平方根で規格化した値は標準正規分布に従うので，割合の差の検定統計量は

$$Z = \frac{p_x - p_y}{\sqrt{\bar{p}(1-\bar{p}) \times (1/n_x + 1/n_y)}} \tag{7}$$

で定義される[脚注]．差の有無の検定はこの Z 値を使って §14.1（A）と同じ方法で行う．

例題 14.4　ある地区の 60 代の住民の BMI を測定したところ，男性は 100 人のうち 35 人が，女性は 120 人のうち 30 人が BMI≧25 の肥満者であった．この地区では男性の方が女性より肥満率が高いといえるか．有意水準 5%および 10%で検定せよ．

解答　データ数が 25 以上であるので，標準正規分布による検定を行う．

　男性の肥満率は $p_x = 35/100 = 0.35$，女性の肥満率は $p_y = 30/120 = 0.25$ であるので，平均肥満率は $\bar{p} = (100 \times 0.35 + 120 \times 0.25)／(100+120) = 0.295$ である．このとき $1 - \bar{p} = 0.705$ であるので，検定統計量は（7）式より

$$Z = (0.35-0.25)／\sqrt{0.295 \times 0.705 \times (1/100 + 1/120)} = 1.619$$

となる．

　一方，有意水準 5%の右側検定の有意点は $z(0.05) = 1.645$ である．故に $Z <$ 有意点であるので，帰無仮説が採択される．すなわち，この地区の 60 代住民では有意水準 5%で男性の方が女性より肥満率が高いとはいえない．

　また，有意水準 10%の有意点は $z(0.1) = 1.282$ であるので，$Z >$ 有意点となり，帰無仮説が棄却される．すなわち，有意水準 10%では男性の方が女性より肥満率が高いといえる．

問題 14.4　ある地区の 60 代住民の収縮期血圧を測定したところ，男性は 100 人のうち 47 人が，女性は 120 人のうち 45 人が高血圧（140mmHg 以上）であった．この地区では男性の方が女性より高血圧の割合が高いといえるか．有意水準 5%で検定せよ．

脚注）n_x と n_y の調和平均を $\bar{n}$ とおくと，

$$\frac{2}{\bar{n}} = \frac{1}{n_x} + \frac{1}{n_y}$$

である．したがって $Z = (p_x - p_y)／\sqrt{2\bar{p}(1-\bar{p})／\bar{n}}$ の関係がある．

14.3　相関の有無の検定（重要）

　二つの確率変数 X と Y の相関係数 r はその絶対値が 1 に近いほど両者の間に密接な相関関係がある．大きな相関係数は必ずしも両者の間の因果関係を意味しないけれども，両者の間に因果関係がある場合は大きな相関係数が得られると期待される．一方，相関係数がゼロに近い場合は，両者が互いに独立に変動していると考えてよい．相関係数は二つの確率変数の間の因果関係ないし依存関係に関わる情報を持っているので，相関解析は自然科学，社会科学の広い分野で利用されている．

　二つの確率変数の間に相関関係があるか否かを検定するためには，まず"両者に相関がない"という帰無仮説（$r=0$）を設定する．二母集団の相関係数がゼロに近い値を取るとき，標本の抽出を繰り返すと r は 0 を中心に左右対称の分布になると期待される（§ 12.2 参照）．フィッシャー（1915）によれば，無相関（$\rho=0$）を検定する検定統計量は

$$T=\frac{r}{\sqrt{(1-r^2)/(n-2)}} \tag{8}$$

で与えられ，自由度（$n-2$）の t 分布に従う（証明は本書のレベルを超える）．このため，有意水準を α とするとき，T 値が【$-t_{n-2}(\alpha/2)$，$t_{n-2}(\alpha/2)$】の範囲内にあれば帰無仮説（すなわち無相関）が採択される．しかし T 値が上記の範囲外にあれば帰無仮説が棄却され，有意水準 α で相関が有意であると検定される．

例題 14.5　47 都道府県の県庁所在地における 1 月平均気温と脳血管疾患による年齢調整死亡率を調べたところ，両者の相関係数は $r=-0.56$ であった．冬の寒さと脳血管疾患による死亡率の間に相関関係があるといえるか．有意水準 5%および 1%で検定せよ．

解答　（8）式に $r=-0.56$ を代入すると，検定統計量は

　　$T=|-0.56|/\sqrt{(1-0.56^2)/(47-2)}=4.53$

である．一方，t 分布表（付表 4）で自由度 45 の有意点を読むと，$t_{45}(0.05/2)=2.014$，$t_{45}(0.01/2)=2.690$ である．検定統計量 T はこれらの値よりも大きいので，いずれの場合も帰無仮説が棄却される．したがって，有意水準 5%および 1%で冬の寒さと脳血管疾患による死亡率の相関関係は有意であると検定される．

問題 14.5　47 都道府県の膀胱がんによる男女別の死亡率（年齢調整済み）を調べたところ，

両者の相関係数は $r=0.32$ であった．男女の膀胱がんの死亡率に相関関係があるといえるか．有意水準5%および1%で検定せよ．

14.4　等分散性の検定（F 検定）（△）

　二つの標本平均から二つの母平均の差の有無を検定するとき，事前に二つの母分散が等しいかどうかを判断しなければならない（§ 14.1 の (B) と (C)）．分散は二乗値であるので，等分散性は両者の差からではなく両者の比から調べる．いま正規分布に従う二標本を $\{x_1, \cdots, x_m\}$，$\{y_1, \cdots, y_n\}$ とするとき，二標本の不偏分散は $\tilde{\sigma}_x{}^2 = \sum (x_i - \bar{x})^2 / (m-1)$，$\tilde{\sigma}_y{}^2 = \sum (y_i - \bar{y})^2 / (n-1)$ で与えられる．二つの母集団の標準偏差を σ_x，σ_y とすると，

$$\chi_m{}^2 = \sum \{(x_i - \bar{x}) / \sigma_x\}^2 = (m-1) \tilde{\sigma}_x{}^2 / \sigma_x{}^2,$$
$$\chi_n{}^2 = \sum \{(y_i - \bar{y}) / \sigma_y\}^2 = (n-1) \tilde{\sigma}_y{}^2 / \sigma_y{}^2$$

の関係がある．$\chi_m{}^2$，$\chi_n{}^2$ はそれぞれ自由度 $(m-1)$ および $(n-1)$ の χ^2 値であるので，

$$F = \frac{\tilde{\sigma}_x{}^2 / \sigma_x{}^2}{\tilde{\sigma}_y{}^2 / \sigma_y{}^2} \tag{9}$$

は自由度 $(m-1, n-1)$ の F 分布に従う（89 ページの (12) 式）．等分散性（帰無仮説）を仮定するときは (9) 式で $\sigma_x{}^2 = \sigma_y{}^2$ とおいて，

$$F_0 = \frac{\tilde{\sigma}_x{}^2}{\tilde{\sigma}_y{}^2} \tag{10}$$

が得られる．F_0 は自由度 $(m-1, n-1)$ の F 分布に従うので，等分散性を検定するときの検定統計量となる．図9.5の F 分布を参照すると，F_0 がピーク値周辺の値であるとき帰無仮説が採択され，等分散性（$\sigma_x{}^2 \fallingdotseq \sigma_y{}^2$）が保証される．

　有意水準 α で等分散性を両側検定するとき，有意点（パーセント点）は $F(\alpha/2)$ と $F(1-\alpha/2)$ の 2 か所にある．確率密度関数 $f(m, n)$ を区間 $[F(\alpha/2), \infty]$ で積分した値と区間 $[0, F(1-\alpha/2)]$ で積分した値はともに $\alpha/2$ である（図 14.2）．また右側の有意点 $F(\alpha/2)$ は 1 より大きく，左側の有意点 $F(1-\alpha/2)$ は 1 より小さい（図9.5参照）．F_0 が二つの有意点の間にあれば帰無仮説が採択され，二つの有意点の外側にあれば帰無仮説が棄却される．二つの有意点はエクセル関数を使って "=F.INV($\alpha/2, m, n$)" と "=F.INV($1-\alpha/2, m, n$)" から求めることができる．有意点を F 分布表（付表7）から求めるときは，数表に $F_{m, n}(\alpha)$ の値（すなわち上側積分が α になる値）しか掲載されていないことに注

意する必要がある．この場合は§9の（16）式から導かれる公式

$$F_{m,n}(1-\alpha) = \frac{1}{F_{n,m}(\alpha)} \tag{11}$$

を使って $F_{m,n}(1-\alpha)$ を求める．

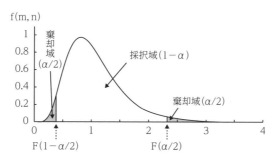

図 14.2　等分散性の検定における帰無仮説の採択域と棄却域

例題 14.6　自由度 (m,n) の F 分布に従う確率変数 X について，付表 7 を用いて F 分布のパーセント点を求めよ．

(1) $F_{5,7}(0.025)$　　　(2) $F_{5,7}(0.975)$　　　(3) $F_{8,6}(0.05)$　　　(4) $F_{8,6}(0.95)$

解答　付表 7 より

(1) $F_{5,7}(0.025) = 5.285$.

(2) $F_{5,7}(0.975) = 1 / F_{7,5}(0.025) = 1 / 6.853 = 0.146$.

(3) $F_{8,6}(0.05) = 4.147$.

(4) $F_{8,6}(0.95) = 1 / F_{6,8}(0.05) = 1 / 3.581 = 0.279$.

　等分散の検定は二つの有意点と検定統計量を比較して行うのが原則である．しかしながら（10）式の二標本を $\tilde{\sigma}_x{}^2 > \tilde{\sigma}_y{}^2$ となるように選べば $F_0 > 1$ となるので，F_0 と有意点 $F(\alpha/2)$ を比較して帰無仮説を検定することができる．このとき $F_0 <$ 有意点であれば有意水準 α で帰無仮説が採択され，$F_0 >$ 有意点であれば帰無仮説が棄却される．付表 7 には任意の自由度に対して上側確率が $\alpha/2 = 0.025$ および $\alpha/2 = 0.005$ のときの有意点 $F(\alpha/2)$ を掲載した．二標本のデータ数が m, n のとき F 分布の自由度は $(m-1, n-1)$ であることに注意されたい．F_0 が有意点 $F_{m-1,n-1}(\alpha/2)$ より小さいときに帰無仮説（等分散性）が採択され，大きいとき帰無仮説が棄却される．

例題 14.7　ある大学の男子学生 15 人と女子学生 21 人を無作為に選んで血清の中性脂肪を測定したところ，男子の標準偏差は 137.9mg/dl，女子の標準偏差は 48.0mg/dl であった．この大学の男子学生と女子学生の中性脂肪の分散に違いがあるといえるか．有意水準 5% で検定せよ．

解答　等分散性を検定するときの統計検定量は（10）式より

$$F_0 = \tilde{\sigma}_x{}^2 \big/ \tilde{\sigma}_y{}^2 = 137.9^2 \big/ 48.0^2 = 8.2536$$

である．有意水準 5% の有意点は，自由度（14, 20），$\alpha/2 = 0.025$ の F 分布表（付表 7）から，$F_{14,20}(0.025) = 2.603$．したがって $F_0 > F_{14,20}(0.025)$ であるので，帰無仮説は棄却される．すなわち，有意水準 5% で男子学生と女子学生の中性脂肪の分散は等しくないといえる．

問題 14.6　ある病院の 50 代の男性職員 31 人と女性職員 26 人を無作為に選んで血清の中性脂肪を測定したところ，男性の標準偏差は 125.2mg/dl，女性の標準偏差は 91.3mg/dl であった．この病院の男性職員と女性職員の中性脂肪の分散が等しいといえるか．有意水準 5% で検定せよ．

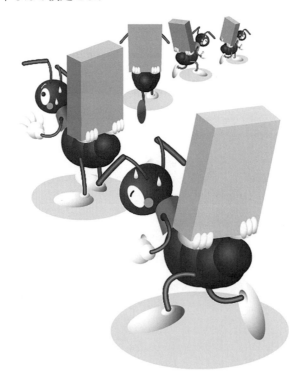

§ 14 の問題の解答

問題 14.1

検定統計量は（2）式に上記の数値を代入すると

$$Z = (22.3 - 20.6) \big/ \sqrt{3.3^2/25 + 3.8^2/35} = 1.7/0.9210 = 1.846$$

となる．この値は有意水準 5％ に対応する有意点（$= z(0.05/2) = 1.960$）よりも小さい．よって帰無仮説は採択される．すなわち信頼度 95％ でこの病院の女子職員の 20 代と 40 代の BMI に差がないといえる（差があるとはいえない）．

有意水準 10％ で検定した場合は，検定統計量 Z は対応する有意点 $z(0.1/2) = 1.645$ より大きいので帰無仮説は棄却される．すなわち信頼度 90％ でこの病院の女子職員の 20 代と 40 代の BMI に差があるといえる（差がないとはいえない）．

問題 14.2

母集団の男女の分散が等しくないのでウェルチの方法を用いる．

測定値を（3）式に代入して検定統計量を求めると，

$$T = (116.6 - 108.9) \big/ \sqrt{11.6^2/23 + 12.3^2/45} = 7.7/3.0352 = 2.5369.$$

また T の自由度 ν は（4）式から

$$\nu = (11.6^2/23 + 12.3^2/45)^2 \big/ \{(11.6^2/23)^2/22 + (12.3^2/45)^2/44\}$$
$$= 84.8689/1.8127 = 46.82 \fallingdotseq 45$$

である．t 分布表から自由度 45，有意水準 5％ の有意点を求めると $t_{45}(0.05/2) = 2.014$．故に $T(= 2.537) > $ 有意点（$= 2.014$）であるから，有意水準 5％ で男女の収縮期血圧に差があるといえる．

一方，有意水準 1％ では $t_{45}(0.01/2) = 2.690$ であり，$T <$ 有意点であるので，男女の収縮期血圧に差がないといえる．

問題 14.3

年代によらない中性脂肪の分散は（5）式から

$$\bar{\sigma}^2 = (37 \times 88.3^2 + 23 \times 73.0^2) \big/ (38 + 24 - 2) = 6850.9.$$

故に標準偏差は　$\bar{\sigma} = \sqrt{6850.9} = 82.770.$

また検定統計量は（6）式から

$$T = |123.3 - 136.3| \big/ (82.770 \times \sqrt{1/38 + 1/24}) = 13.0 \big/ 21.581 = 0.602.$$

一方，$t_{60}(0.05/2)=2.00$．故に $T<$ 有意点であるので，帰無仮説は採択される．すなわち有意水準 5% で両者に差があるとはいえない．

問題 14.4

データ数が 25 以上であるので，標準正規分布による検定を行う．

男性の高血圧の割合は $p_x=47/100=0.47$，女性の高血圧の割合は $p_y=45/120=0.375$ であるので，高血圧の割合の平均は $\bar{p}=(100\times0.47+120\times0.375)/(100+120)=0.418$ である．このとき $1-\bar{p}=0.582$ であるので，検定統計量は（7）式より

$$Z=(0.47-0.375)/\sqrt{0.418\times0.582\times(1/100+1/120)}=1.4225$$

となる．

一方，有意水準 5% の右側検定の有意点は $z(0.05)=1.645$ である．故に $Z<$ 有意点であるので，帰無仮説が採択される．すなわち，有意水準 5% でこの地区の 60 代住民において男性の方が女性よりも高血圧の割合が高いとはいえない．

問題 14.5

（8）式に $r=0.32$ を代入すると，検定統計量は

$$T=0.32/\sqrt{(1-0.32^2)/(47-2)}=2.266$$

で与えられる．t 分布表（付表 4）で自由度 45 の有意点を読むと，$t_{45}(0.05/2)=2.014$ である．したがって $T>$ 有意点であるので帰無仮説が棄却される．すなわち有意水準 5% で膀胱がんによる男女の死亡率に有意な相関関係がある．

しかし有意水準 1% の場合は，$t_{45}(0.01/2)=2.690$ より，$T<$ 有意点であるので帰無仮説を棄却できない．すなわち有意水準 1% では膀胱がんによる男女の死亡率に相関関係があるとはいえない．

問題 14.6

等分散性を検定するときの統計検定量は（10）式より

$$F_0=\tilde{\sigma}_x^2/\tilde{\sigma}_y^2=125.2^2/91.3^2=1.880$$

である．有意水準 5% の有意点は，自由度（30, 25），$\alpha/2=0.025$ の F 分布表（付表 7）から，$F_{30,\,25}=2.230$．したがって $F_0<F_{30,\,25}$ であるので，帰無仮説は採択される．すなわち，有意水準 5% で男性職員と女性職員の中性脂肪の分散は等しいといえる．

§15　仮説の検定（3）—χ^2 検定—

　§13〜§14で学んだ検定方法は標本データが正規分布・二項分布・t 分布などの確率分布に従うことを前提としているので，パラメトリックな検定に分類されている．これに対して標本データが特定の確率分布に従うことを前提としない検定法はノン・パラメトリックな検定に分類される．図 15.1 に代表的なノン・パラメトリックな検定法のアウトラインを示した．これから学ぶ χ^2 検定では，度数分布表やクロス表を使って，観測度数が期待通り（理論通り）に分布しているか否かを検定したり（適合度の検定），着目する二つの属性間に関連性があるか否かを検定したりする（独立性の検定）．主にカテゴリーデータを扱うことが多い．その場合の検定統計量は近似的に χ^2 分布に従うことを仮定している．また§16で学ぶ U 検定（や W 検定）は二つの標本から得られる度数分布表・クロス表の差の有無を検定するときに使われる．尺度以上のデータを扱うことができる．検定統計量は厳密に計算された U 分布や W 分布に従うので，検定の信頼度は χ^2 検定よりも高いと考えられる．

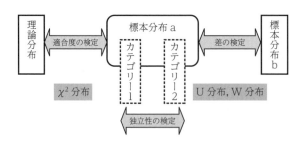

図 15.1　ノン・パラメトリック検定法のアウトライン

15.1　適合度の検定 —観測度数が期待通りか否かの検定—

　カテゴリーデータの属性や尺度に着目して，標本を k 個の細目（小分けのカテゴリー）に区分し，各細目に属するデータ数を表にしたものは度数分布表（§3）と呼ばれる．たと

えばサイコロの目を属性と見立てて 1・2・3・4・5・6 に 6 区分し，サイコロを 100 回振った時に各目が出てくる回数を表にしたものがその例である．また季節を属性として春・夏・秋・冬の四季毎の死亡者数を表にしたものや，血液型を属性として A・O・B・AB 型に 4 区分し血液型毎の新生児数を表にしたものもその例である．

　表 15.1 に度数分布表の一般形を示した．2 行目の細目に属するデータの個数を観測度数と呼ぶ．これに対して 3 行目の理論（あるいは仮説）から期待される度数を期待度数と呼ぶ．たとえば精密に作製されたサイコロを 60 回振ったとき各目は等しく出ると期待されるので，各目の期待度数はすべて 10 回である．また交通事故による死亡者数が季節の影響を受けないという仮説を立てると，年間の死亡者数が 800 人であるとき死亡者の期待度数は各季節とも 200 人になる．日本人の血液型の分布が 4:3:2:1 であると仮定すると，看護学生 100 人の血液型別の期待度数は A 型 40 人，O 型 30 人，B 型 20 人，AB 型 10 人となる．これらの期待度数と調査結果の度数（観測度数）が一致度しているかどうかを検定することは適合度の検定と呼ばれる．

表 15.1　N 個のカテゴリーデータを k 個の細目に区分したときの度数分布表
観測度数は調査によって得られた度数，期待度数は理論（ないし仮定）から定まる度数である．

属　　性	細目 1	細目 2	⋯	細目 k	計
観測度数	n_1	n_2	⋯	n_k	N
期待度数	m_1	m_2	⋯	m_k	N

　適合度の検定は，標本の統計量と母集団の統計量に差があるかどうかを帰無仮説を立てて検定する方法に似ている（§ 13）．標本の統計量に相当するのが観測度数であり，母集団の統計量に相当するのが期待度数である．表 15.1 の各セル（各細目）の観測度数を O_i，期待度数を E_i とするとき，検定統計量は各セルの $(O_i - E_i)^2 / E_i$ の総和として

$$X_0 = \sum_{1 \leq i \leq k} \frac{(O_i - E_i)^2}{E_i} \tag{1}$$

で定義される[脚注]．X_0 が小さな値を示すのは k 個の $(O_i - E_i)$ がいずれも 0 に近い値をとるとき，すなわち観測度数が期待通りに分布するときである．反対に X_0 が大きな値を示

脚注）小さな観測度数を示すセルがある場合は X_0^2 が χ^2 分布に従うことが期待できないので，全セルの度数が 5 以上になるように再区分する．

すのは観測度数の分布が期待度数の分布とかけ離れているときである．このため，X_0 は“観測度数＝期待度数”という帰無仮説を採択するか棄却するかの判定で使われる検定統計量となる．

　Cramér(1961) や Pearson(2000) によれば，(1) 式で定義される X_0 はデータ数 N が大きくなるにつれて自由度 $(k-1)$ の χ^2 分布に近づく（証明は本書のレベルを超える）．言い換えれば X_0 は近似的に χ^2 分布に従う．このとき χ^2 分布の上側確率が5%，1%などに等しいパーセント点が仮説検定の有意点となる．もしも X_0 が有意点より小さければ帰無仮説が採択される．すなわち，観測分布が期待通りの分布であると判定される．反対に X_0 が有意点より大きければ帰無仮説が棄却され，観測分布は期待通りではないと判定される．

　ここで X_0 が近似的に自由度 k の χ^2 分布に従うことの意味を考える．いま平均値＝μ_i，分散＝$\sigma_i{}^2 (i=1, 2, \cdots, k)$ の正規分布に従う k 個の標本があるとする．また各標本から無作為に1個ずつ抽出されたデータを $\{x_i\} (i=1, 2, \cdots, k)$ で表す．このとき

$$\chi_k{}^2 = \{(x_1-\mu_1)/\sigma_1\}^2 + \{(x_2-\mu_2)/\sigma_2\}^2 + \cdots + \{(x_k-\mu_k)/\sigma_k\}^2 \qquad (2)$$

は自由度 k の χ^2 分布に従う（§9参照）．ここでは同じサフィックスを用いているが，μ_i と σ_i は標本毎に定まっている定数であり，x_i は各標本の抽出を繰り返すと変化する確率変数である．同じことが (1) 式についても言える．(1) 式の各セルの E_i はセル毎に定まっている値（理論値あるいは予想値あるいは期待値）であるが，各セルの O_i は確率変数であり，標本の抽出によって変化する確率変数である．

　さて，X_0 が自由度 k の χ^2 分布に従うので，(1) 式の各セルの値は (2) 式の各項の値に対応している．このことは

　A) 各セルの O_i は E_i の周りに正規分布する，

　B) 各セルの (O_i-E_i) の分散は E_i に等しい，

という二つの条件が満たされることに等しい．すなわち，χ^2 検定は厳密には上記の二つの仮定の上に成り立っているといえる．また，§7.6で学んだように，二項分布はデータ数が十分大きいときポアソン分布となり，平均値の周りの分散は平均値に等しい．したがって X_0 が χ^2 分布に従うと仮定することは観測度数が期待度数の周りに二項分布することを仮定していることに等しいといえる．

　適合度の検定の具体的な手続きは，まず k 個の観測度数に対応する期待度数を求め，帰無仮説（観測度数＝期待度数）を立てて検定統計量 X_0 を計算する．次に有意水準 α を決

めて巻末の χ^2 分布表 (付表 6) から自由度 $(k-1)$ の有意点 $\chi_{k-1}{}^2(\alpha)$ を求める. ここで有意点とは $\chi_{k-1}{}^2$ 分布を有意点から ∞ まで積分した値が α になる値のことである. 検定では $\alpha = 5\%$ や $\alpha = 1\%$ などが使われることが多いのでパーセント点とも呼ばれる. 最後に X_0 と有意点 $\chi_{k-1}{}^2(\alpha)$ を比較する. もし X_0 が有意点より小さければ有意水準 α で観測度数が期待度数と一致していると判定し, X_0 が有意点より大きければ帰無仮説を棄却する (図 15.2 参照).

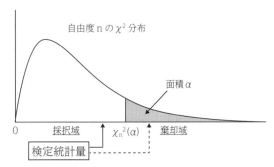

図 15.2　$\chi_n{}^2$ の確率分布と有意点 (パーセント点)

検定統計量が有意点 $\chi_n{}^2(\alpha)$ より小さければ帰無仮説が採択され,

大きければ帰無仮説が棄却される (対立仮説が採択される).

問題 15.1　巻末の χ^2 分布表 (付表 6) を使って, $\chi_k{}^2$ 分布のパーセント点を求めよ.

(1) $\chi_5{}^2(0.05)$, (2) $\chi_7{}^2(0.95)$, (3) $\chi_3{}^2(0.99)$, (4) $\chi_9{}^2(0.01)$

例題 15.1　あるサイコロを 120 回投げたところ, 目の観測度数は次の表のようになった. このサイコロは 1～6 の目の出方に偏りがないように作られているといえるか. 有意水準 5% で検定せよ.

サイコロの目	1	2	3	4	5	6	計
観測度数	23	17	22	30	12	16	120
期待度数	20	20	20	20	20	20	120

解答　帰無仮説は「6 つの目の出方はすべて等しい」である. 各目の出る確率は 1/6 であるので, 期待度数はすべて 20 である. したがって検定統計量は,

$$X_0 = (23-20)^2/20 + (17-20)^2/20 + (22-20)^2/20 + (30-20)^2/20 + (12-20)^2/$$
$$20 + (16-20)^2/20 = 10.11.$$

一方 χ^2 分布表より自由度 $n-1 = 5$ の有意点は $\chi_5{}^2(0.05) = 11.07$.

故に $X_0 <$ 有意点であるので,帰無仮説は採択される.すなわち,有意水準5%でこのサイコロの6つの目の出方はすべて等しくなるように作られているといえる.

問題 15.2　インフルエンザの罹患者200人について血液型を調べたところ,表のような結果を得た.このときインフルエンザの罹患率は血液型によらないといえるか.有意水準1%で検定せよ.ただし一般(母集団)の血液型分布はA型40%,O型30%,B型20%,AB型10%であるとする.

血液型	A	O	B	AB	計
インフルエンザ罹患者数	84	74	26	16	200
一般の血液型分布	0.4	0.3	0.2	0.1	1.0

問題 15.3　ある小学校でインフルエンザに感染した200人を調べたところ,男児114,女児86であった.このことからインフルエンザに感染する確率が男女で等しいといえるか.有意水準5%で検定せよ.ただし,この小学校の男女の児童数は同数であるとする.

15.2　独立性の検定 ―二種の属性が互いに無関係か否かの検定―

独立性の検定とはカテゴリー・データの二つの属性に着目して属性間に関連があるかどうかを検定することである.二属性間の関連とは,たとえば年収の多少と幸福感の強さの関連や,学歴の高低と結婚への適応力の強さとの関連,父親の職業と息子の職業との関連などである.両属性間に関連が認められないときは,両者は互いに独立であるという.独立性の検定は§13.3で学んだ二つの標本の数量データに相関関係があるか否かを検定する方法に似ている.

独立性の検定では二種類の属性 X, Y をそれぞれ複数の細目 $X_i (1 \leq i \leq m)$, $Y_j (1 \leq j \leq k)$ に区分して二次元の分割表(表15.2)を作成する.属性 X_i,属性 Y_j のセルに属するデータの個数を観測度数 Oij とするとき,後述する手続きによって各セルの期待度数 Eij が定まる.このとき検定統計量は $(Oij-Eij)^2 / Eij$ の総和として

$$X_0 = \sum_{}^{1 \leq i \leq k} \sum_{}^{1 \leq j \leq k} \frac{(Oij-Eij)^2}{Eij} \tag{3}$$

で与えられる.各セルの観測度数と期待度数の差が小さいほど X_0 が小さな値となり,差

が大きいほど X_0 も大きくなる. 全データ数 N が大きくて全てのセルの度数が 5 以上であるとき, X_0 は自由度 $\nu = (m-1) \times (k-1)$ の χ^2 分布に従うことが知られている (証明は本書のレベルを超える). また 5 以下の度数のセルがあるときは全セルの度数が 5 以上になるように再分割する.

表 15.2 二種の属性を m 区分×k 区分したときの分割表 (クロス表)

属性 X ＼属性 Y	Y_1	Y_2	$\cdots$	Y_k	計
X_1	n_{11}	n_{12}	$\cdots$	n_{1k}	N_{1s}
X_2	n_{21}	n_{22}	$\cdots$	n_{2k}	N_{2s}
$\cdots$	$\cdots$	$\cdots$	$\cdots$	$\cdots$	$\cdots$
X_m	n_{m1}	n_{m2}	$\cdots$	n_{mk}	N_{ms}
計	N_{s1}	N_{s2}	$\cdots$	N_{sk}	N

これから先の検定手続きは適合度の検定と同様である. まず $m \times n$ 個のセルの期待度数を求め, 観測度数＝期待度数という帰無仮説を立てて検定統計量 X_0 を計算する. 次に有意水準 α を決めて巻末の χ^2 分布表 (付表 6) から (3) 式に従って自由度 $(m-1) \times (n-1)$ の有意点 $\chi_{k-1,\,n-1}{}^2(\alpha)$ を求める. 最後に X_0 と有意点を比較して, X_0 が有意点より小さければ有意水準 α で帰無仮説を採択し, 二つの属性は互いに独立である (無関係である) と検定する. X_0 が有意点より大きければ, 有意水準 α で帰無仮説を棄却し, 二属性に関連性があると結論する.

以下に最もシンプルな 2×2 分割表 (表 15.3) を例にとって各セルの期待度数を求める. ($m \times n$ 分割表において m または n が 3 以上の場合も同様な方法で期待度数を求めることができる.)

表 15.3 2×2 クロス表 (四分表)
a, b, c, d は各セルの観測度数, A, B, C, D は各セルの期待度数.

属性 X ＼属性 Y	Y_1	Y_2	
X_1	$a\ (A)$	$b\ (B)$	$\alpha\ (=a+b)$
X_2	$c\ (C)$	$d\ (D)$	$\beta\ (=c+d)$
	$\gamma\ (=a+c)$	$\delta (=b+d)$	$N\ (=a+b+c+d)$

表 15.3 で α と β は各行のデータの総和を, γ と δ は各列の度数の総和を, また N は全セルの度数の総和を表わす. もし属性 X と Y が互いに独立であれば, 全度数のうち属性 Y が Y_1 である割合は γ/N であるので, セル (1, 1) の期待度数は α に γ/N を掛けた値

（$=\alpha\gamma/N$）となる．また，全度数 N のうち属性 Y が $Y2$ である割合は δ/N であるので，セル $(1, 2)$ の期待度数は α に δ/N を掛けた値（$=\alpha\delta/N$）となる．同様にして，$(2, 1)$，$(2, 2)$ のセルの期待度数はそれぞれ $\beta\gamma/N$，$\beta\delta/N$ となる．

まとめると，観測度数が a, b, c, d であるセルの期待度数（理論度数）A, B, C, D は，

$$A=\alpha\gamma/N,\ B=\alpha\delta/N,\ C=\beta\gamma/N,\ D=\beta\delta/N \tag{4}$$

で与えられる．このとき検定統計量 X_0 は，独立性の検定の場合と同様に，

$$X_0=\frac{(a-A)^2}{A}+\frac{(b-B)^2}{B}+\frac{(c-C)^2}{C}+\frac{(d-D)^2}{D} \tag{5}$$

で与えられる．また (5) 式は

$$X_0=\frac{(ad-bc)^2N}{\alpha\beta\gamma\delta} \tag{6}$$

と変形することができる（証明は問題 15.4 参照）．(6) 式を使うと期待度数を求める必要がないので検定統計量の計算が容易になる．

ここで χ^2 分布は実数値（連続関数）であるのに対し，(6) 式の検定統計量は整数値を使って計算されるので，N が小さな値のときは $N\pm0.5$ の影響が大きくなる．その影響を補正した式

$$X_0=\frac{\{|ad-bc|-N/2\}^2N}{\alpha\beta\gamma\delta} \tag{7}$$

を使うことが推奨されている．これを連続性の補正（イエーツの補正）という．

(6) 式から $ad=bc$ のとき，二つの属性に関連がないという帰無仮説（$X_0=0$）が成り立つ．また (4) 式から期待度数が $AD=BC$（帰無仮説）を満たしていることが確認できる．§ 6.2 では二つの属性の強さを示す指数としてユールの関連係数 $Q=(ad-bc)/(ad+bc)$ が定義されたので，χ^2 検定の帰無仮説は $Q=0$ に対応していることがわかる．

ところで，独立性の検定では，標本の抽出を繰り返すとき α，β，γ，δ は同じ値にはならないので，期待度数 A, B, C, D は確率変数である．適合度の検定では期待度数が標本によって変化しない一定値（＝理論値，予想値，仮定値）であったので，この点で両者に違いがある．独立性の検定でも N が十分大きければ各セルの期待度数の変動幅が小さくなると期待されるが，確率変数であることに変わりがない．独立性の検定では多数の標本から得られた観測度数がひとつの票本から得られた期待度数の周辺に二項分布することを仮定しているので，適合度の検定より信頼度が低いと考えられる．

問題 15.4 次の方法で (5) 式から (6) 式を導け.

1) $(a-A)^2/A=(a-A)^2 N\beta\delta/(\alpha\beta\gamma\delta)=(ad-bc)^2\beta\delta/(\alpha\beta\gamma\delta N)$ を示せ.

2) $(b-B)^2/B=(b-B)^2 N\beta\gamma/(\alpha\beta\gamma\delta)=(ad-bc)^2\beta\gamma/(\alpha\beta\gamma\delta N)$ を示せ.

3) 同様に (5) 式の第 3 項, 第 4 項を変形し, それらを合計して (6) 式を導け.

問題 15.5 ある小学校の全児童 400 名 (男女ともに 200 名) のうち, 男児 114 名, 女児 86 名がインフルエンザに罹患した. インフルエンザの罹患率と性別は無関係であるといえるか. 有意水準 5% で検定せよ.

例題 15.3 ある大学の新入生を対象にして授業評価のアンケート調査を行ったところ, 以下のような 2×4 の分割表が得られた. この結果から科目 A と科目 B の授業評価に差があるといえるか. 有意水準 5% で検定せよ.

	良くない	普通	良い	優れている	合計
科目 A	9	12	6	3	30
科目 B	3	9	12	5	29
合計	12	21	18	8	59

解答 帰無仮説は「科目 A と科目 B の評価に差がない」である. 各セルの期待度数の求め方は四分表の場合と同じである. 両科目の評価に差がない場合, たとえば "良くない" と評価した学生の割合は 12／59 であるが, それが科目に関係ないとすれば, 科目 A ではその割合に受講者数 30 をかけた値 (6.10) が, 科目 B ではその割合に受講者数 29 をかけた値 (＝5.90) が期待度数となる. 評価が "普通", "良い", "優れている" のセルについても同様にして期待度数を求めて表にすると,

	良くない	普通	良い	優れている	合計
科目 A	6.10	10.68	9.15	4.07	30
科目 B	5.90	10.32	8.85	3.93	29
合計	12	21	18	8	59

が得られる. このとき χ² 検定による検定統計量は

$$X_0 = (9-6.10)^2 / 6.10 + (12-10.68)^2 / 10.68 + (6-9.15)^2 / 9.15 + (3-4.07)^2 /$$
$$4.07 + (3-5.90)^2 / 5.90 + (9-10.32)^2 / 10.32 + (12-8.85)^2 / 8.85 +$$
$$(5-3.93)^2 / 3.93$$
$$= 5.91.$$

となる．付表6から有意水準5％，自由度 $=(2-1)\times(4-1)=3$ の有意点を求めると $\chi_3{}^2(0.05) = 7.82$ となる．故に検定統計量（$=5.91$）＜有意点（$=7.82$）であるので帰無仮説が採択される．すなわち，危険率5％で両科目の評価に差がないと検定される．

問題 15.6　成人男女を対象にして結婚が幸せであると思うかどうかのアンケート調査を行い，1212人の回答を得た．その結果，男性（612人）の214人が「そう思う」，294人が「何ともいえない」，104人が「そう思わない」と答えたのに対し，女性（600人）はそれぞれ138人，330人，132人であった．結婚の幸せ意識に男女差があるといえるかどうか，有意水準5％で検定せよ．

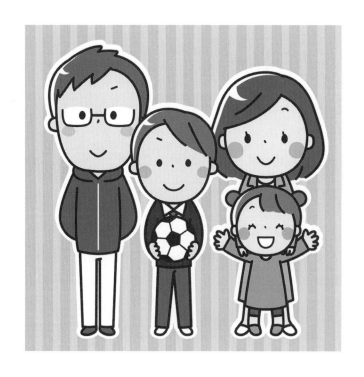

§ 15 の問題の解答

問題 15.1

付表 6 より　1）11.071，　2）2.167，　3）0.115，　4）21.666.

問題 15.2

帰無仮説は「インフルエンザ罹患者の血液型分布は一般（母集団）の血液型分布に等しい」である．一般の血液型別の罹患者の期待値はそれぞれ 80，60，40，20 人であるので，検定統計量は

$$X_0=(84-80)^2/80+(74-60)^2/60+(26-40)^2/40+(16-20)^2/20=9.17.$$

である．一方，付表 6（χ^2 分布表）から自由度＝4－1＝3，有意水準 1％の χ^2 値＝11.34. ゆえに検定統計量（＝9.17）＜有意点（＝11.34）であるので帰無仮説が採択される．すなわち，有意水準 1％でインフルエンザの罹患率は血液型の影響を受けないと検定される．

問題 15.3

分割表は右の通り．

	男児	女児	合計
観測値	114	86	200
期待値	100	100	200

帰無仮説は「男児と女児は同じ確率で罹患する」である．このとき期待度数は男女とも 100 人である．したがって検定統計量は

$$X_0=(114-100)^2/100+(86-100)^2/100$$
$$=3.92.$$

一方，付表 6（χ^2 分布表）から，

自由度＝$(2-1)\times(2-1)=1$，

有意水準 5％の有意点は

$$\chi_1^2(0.05)=3.84$$

である．故に検定統計量（＝3.92）＞有意点（＝3.84）であるので帰無仮説が棄却される．すなわち，5％の危険率で男女の罹患率が等しいとはいえない．

問題 15.4

$\alpha = a+b$, $\beta = c+d$, $\gamma = a+c$, $\delta = b+d$ と (4) 式を使って変形すると,

1) $(a-A)^2 = (a-\alpha\gamma/N)^2 = \{a(a+b+c+d) - (a+b)(a+c)\}^2/N^2 = (ad-bc)^2/N^2$

$\therefore$ $(a-A)^2/A = (ad-bc)^2/N^2 \times (N/\alpha\gamma) = (ad-bc)^2/N \times (\beta\delta/\alpha\beta\gamma\delta)$

2) $(b-B)^2/B = (ad-bc)^2/N^2 \times (N/\alpha\delta) = (ad-bc)^2/N \times (\beta\gamma/\alpha\beta\gamma\delta)$

3) $(c-C)^2/C = (ad-bc)^2/N^2 \times (N/\beta\gamma) = (ad-bc)^2/N \times (\alpha\delta/\alpha\beta\gamma\delta)$

4) $(d-D)^2/D = (ad-bc)^2/N^2 \times (N/\beta\delta) = (ad-bc)^2/N \times (\alpha\gamma/\alpha\beta\gamma\delta)$

故に 1) + 2) + 3) + 4) より

$X_0 = (ad-bc)^2/N \times (\alpha+\beta)(\gamma+\delta)/(\alpha\beta\gamma\delta)$

$= (ad-bc)^2/N \times (N \cdot N)/(\alpha\beta\gamma\delta)$

$= (ad-bc)^2 N /(\alpha\beta\gamma\delta)$

問題 15.5

この事例の四分表は右の通りである.

このとき検定統計量は, (6) 式より

$X_0 = (114^2 - 86^2)^2 \times 400 / 200^4 = 7.84$

	男児	女児	合計
インフル罹患	114	86	200
罹患なし	86	114	200
合計	200	200	400

である. また付表6より有意水準5%,

自由度 $(2-1) \times (2-1) = 1$ の有意点は $\chi_1^2(0.05) = 3.84$ である.

したがって検定統計量>有意点であるので, 帰無仮説が棄却される. すなわち, 5%の危険率でインフルエンザの罹患率と性別は無関係ではないと結論できる. この結論は問題15.3の適合度の検定の結論と同じである.

問題 15.6

アンケート調査に対する回答の分割表は以下の通りである (カッコ内の数字は期待度数).

	そう思う	何ともいえない	そう思わない	合計
男性	214 (177.7)	294 (315.1)	104 (119.2)	612
女性	138 (174.3)	330 (308.9)	132 (116.8)	600
合計	352	624	236	1212

検定統計量は

$$X_0 = (214-177.7)^2/177.7 + (294-315.1)^2/315.1 + (104-119.2)^2/119.2 +$$
$$(138-174.3)^2/174.3 + (330-308.9)^2/308.9 + (132-116.8)^2/116.8$$
$$= 21.746.$$

付表6より有意水準5%，自由度 $=(2-1)\times(3-1)=2$ の有意点は

$$\chi_2^2(0.05) = 5.99$$

である．故に検定統計量>有意点であるので帰無仮説が棄却される．すなわち危険率5%で結婚の幸せ意識に男女差があるといえる．

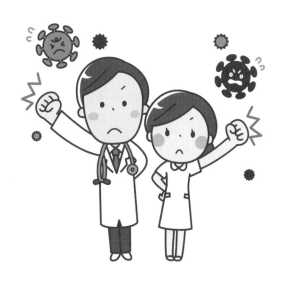

§ 16　仮説の検定（4）（△）—マン・ホイットニーの U 検定—

　標本サイズが小さいときや母集団の分布が不明のとき，二標本の差の検定にしばしばマン・ホイットニーの U 検定（Mann and Whitney, 1947）が用いられる．たとえば数学の試験の点数が A 群では 92, 95, 94, 85, 82 点，B 群では 78, 74, 93, 69, 88, 75 点であったとする．A 群の方が B 群より平均点が高く高得点者の割合が高いが，データ数が少ないため点数の情報だけでは z 検定や t 検定で A 群の方が B 群よりも成績優秀者が多いと判定することができない．しかし A 群 B 群合わせて 11 人の成績順位を求めると，両群の差についてより細かな情報が得られる．一方の順位が高い方に偏っていれば二群に差がある可能性が高く，順位のばらつきに差がなければ二群に差がない可能性が高い．上の例では A 群が 1, 2, 4, 6, 7 位であり，B 群が 3, 5, 8, 9, 10, 11 位であるの，偏った分布を示している．U 検定ではこのような順位の並びとなる確率（U 値と呼ぶ）を計算し，U 値が従う確率分布と照らし合わせて，稀にしか発現しない順位の並びであるかどうかを判定する．後述するように，この例では 5% の危険率で A 群の方が B 群よりも優秀であることがわかる（例題 16.3）．

　U 検定もノン・パラメトリックな検定法のひとつであるが，検定統計量が確率分布に従うことを前提にしている点では他の検定法と同じである．しかし z 検定・t 検定では検定統計量が正規分布・t 分布に従うことを仮定しているのに対し，U 検定では検定統計量が U 分布という確率分布に厳密に従っている．また z 検定・t 検定では分布の平均値と標準偏差のみから二群の差を検定するのに対し，U 検定では個々のデータの順位をすべて使って検定を行う．そのため U 検定は z 検定・t 検定より優れているといえる．U 検定はかなり独特な検定手法であるので統計学の基礎の範囲を超えている．しかし U 検定の考え方を学ぶことは検定方法一般の理解を深めることにつながる．本書ではその原理と実際についてやや多めに紙数を割いて解説する．

16.1　順位の並びから定義される U 値

　U 検定では，二群のデータを一緒にして大きさの順に並べる．例えば A 群（データ数

5；$A_1, \cdots, A_5$,）と B 群（同 4；$B_1, \cdots, B_4$）の合計 9 個のデータを小→大の順に並べたとき，$A_1, A_2, A_3, B_1, A_4, B_2, B_3, A_5, B_4$ になったとする．このときそれらの値には注目せず，順序だけを問題にする．A 群のデータを○印，B 群のデータを●印で表すと，9 個の並びは ○○○●○●●○● で表される．○と●の並びが左右均等に近い場合は両群の差が小さく，片方に偏っている場合は両群の差が大きいことを意味する．

いま $A_1 \sim A_5$ の順位を $R_A(1) \sim R_A(5)$ で表すと，

$$R_A(1)=1,\ R_A(2)=2,\ R_A(3)=3,\ R_A(4)=5,\ R_A(5)=8$$

である．A 群の順位の偏り具合を示す指数となる U_A 値は，<u>A 群のデータ（○）より右側にある B 群のデータ（●）の個数の和</u>として定義される．上の例では

$$U_A=4+4+4+3+1=16$$

である．U_A は A 群の順位によって決まる．このとき U_A と $R_A(i)$ の関係は

$$U_A= \{4+1-R_A(1)\} + \{4+2-R_A(2)\} + \{4+3-R_A(3)\} + \{4+4-R_A(4)\} +$$
$$\{4+5-R_A(5)\}$$

で表される．ここで各項の"4"は B 群の全個数であり，"$\{i-R_A(i)\}$"は○より左側にある●の個数である．上の式を整理すると

$$U_A=4\times5+\{1+2+3+4+5\} - \overset{1\leqq i \leqq 5}{\underset{}{\Sigma}} R_A(i) \tag{1}$$

が得られる．（1）式に A 群の順位和 $\overset{1\leqq i \leqq 5}{\Sigma} R_A(i)=1+2+3+5+8=19$ を代入すると，$U_A=16$ であることが確認できる．

同様に，B 群の順位の偏り具合を示す指数となる U_B 値は<u>B 群のデータ（●）より右側にある A 群のデータ（○）の個数の和</u>として定義される．上の例では

$$U_B=2+1+1+0=4$$

となる．$B_1 \sim B_4$ の順位は $R_B(1)=4,\ R_B(2)=6,\ R_B(3)=7,\ R_B(4)=9$ であるので，

$$U_B= \{5+1-R_B(1)\} + \{5+2-R_B(2)\} + \{5+3-R_B(3)\} + \{5+4-R_B(4)\}$$
$$=5\times4+\{1+2+3+4\} - \overset{1\leqq i \leqq 4}{\underset{}{\Sigma}} R_B(i) \tag{2}$$

と書き替えることができる．（2）式に B 群の順位和 $\overset{1\leqq i \leqq 4}{\Sigma} R_B(i)=4+6+7+9=26$ を代入すると，$U_B=4$ であることが確認できる．

以上の議論を二群のデータ数が m, n の場合に一般化する．二群のデータ（$A_1, \cdots, A_m$, および $B_1, \cdots, B_n$）の一緒にして<u>小→大の順に並べ</u>，A 群の順位を $R_A(i)$，B 群の順位を $R_B(i)$ とすると，（1）および（2）式は

$$U_A=nm+m(m+1)/2- \overset{1\leqq i \leqq m}{\underset{}{\Sigma}} R_A(i) \tag{3}$$

$$U_B = mn + n(n+1)/2 - \overset{1 \leqq i \leqq n}{\underset{}{\Sigma}} R_B(i) \tag{4}$$

と表わされる．ここで，右辺第2項は数学公式 $(1+2+\cdots+k) = k(k+1)/2$ を使って導いた．また

$$\overset{m}{\Sigma} R_A(i) + \overset{n}{\Sigma} R_B(i) = \{1+2+\cdots+(m+n)\} = (m+n)(m+n+1)/2$$

であることを使うと，(3) 式と (4) 式の和から

$$U_A + U_B = m \times n \tag{5}$$

が導かれる．上の例では，$U_A = 16$, $U_B = 4$ の和が二群のデータ数の積（$= 5 \times 4$）に等しいことが確認できる．とくに $U_A = U_B$ のときは，$U_A = U_B = (m \times n)/2$ となる．

　ところで，データの並びを小→大の順から大→小の順に換えたとき（●○●●○●○○○），A 群の各データより右側にある B 群のデータの個数の和を $U_A{}^*$ とすると $U_A{}^* = 3+1+0+0+0 = 4$ となる．すなわち $U_A{}^* = U_B$ である．また B 群の各データより右側にある A 群のデータの個数の和を $U_B{}^*$ とすると，$U_B{}^* = U_A$ であることがわかる．言い替えると，U_A は A 群と B 群のデータを小→大の順に並べたときの U 値であり，U_B は大→小の順に並べたときの U 値である．すなわち，データの並びが小→大の順であるとき，

　$U_A =$ B 群のデータより左側にある A 郡のデータの個数の和

　$U_B =$ A 群のデータより左側にある B 郡のデータの個数の和

と定義しても同じである．これらの特性により，二群の差の検定では U_A または U_B のいずれか一方を扱うだけでよい．§16.3 で学ぶように，実用上は U_A, U_B のうち小さい値の方を基準にする方が簡便である．以下の議論では必要がない場合は U_A, U_B のサフィックスを省略して単に U と表記する．

例題 16.1　二つの標本 A，B のデータが A＝75, 21, 72, 71, 85, 43, 34, 65, 90, 35, B＝20, 37, 55, 50, 64, 41 である．このとき両者のデータを一緒にして小→大の順にならべ，A 群の各データより右側にある B 群のデータの個数の和（統計量 U_A）と，B 群の各データより右側にある A 群のデータの個数の和（統計量 U_B）を求めよ．また，(3)，(4) から U_A, U_B を求めよ．

解答　二群のデータを小さい順に並べると，20, <u>21</u>, <u>34</u>, <u>35</u>, 37, 41, <u>43</u>, 50, 55, 64, <u>65</u>, <u>71</u>, <u>72</u>, <u>75</u>, <u>85</u>, <u>90</u> となる．A 群のデータ（下線つき）より右側にある B 群のデータ（下線なし）の個数を数えると

$U_A = 5+5+5+3+0+0+0+0+0+0 = 18,$

B 群のデータより右側にある A 群のデータの個数を数えると

$U_B = 10+7+7+6+6+6 = 42$

となる.

また $m=10$, $n=6$, A 群の順位和 $\overset{1 \leq k \leq 10}{\Sigma} R_A(k) = 97$, B 群の順位和 $\overset{1 \leq k \leq 6}{\Sigma} R_B(k) = 39$

を（3），（4）式に代入すると

$$U_A = mn + m(m+1)/2 - \overset{1 \leq i \leq 10}{\Sigma} R_A(i) = 60 + 10 \times 11/2 - 97 = 18,$$

$$U_B = mn + n(n+1)/2 - \overset{1 \leq i \leq 6}{\Sigma} R_B(i) = 60 + 6 \times 7/2 - 39 = 42$$

が得られる. すなわち, U_A, U_B は（3），（4）式から簡便に求めることができる.

16.2　U 分布

U 値は A 群・B 群の順位和とデータ数で決まる値である. 例えば A 群と B 群のデータ数がそれぞれ $m=5$, $n=4$ のとき,（3）式から $U_A = 35 - \overset{1 \leq i \leq 5}{\Sigma} R_A(i)$ である. そのため $\overset{1 \leq i \leq 5}{\Sigma} R_A(i)$ が等しければ等しい U_A 値が得られる. すなわち, 異なる順位並びから同じ順位和（したがって同じ U 値）が得られる. たとえば $\{1, 2, 3, 4, 7\}$ と $\{1, 2, 3, 5, 6\}$ は順位和が等しく 17 であるので, いずれも $U_A = 18$ となる. $R_A(i)$ の順位並びは $\{1, 2, 3, 4, 5\}$, $\{1, 2, 3, 4, 6\}$, $\{1, 2, 3, 4, 7\}$, ……, $\{4, 5, 6, 7, 8\}$, $\{5, 6, 7, 8, 9\}$ であり, 組み合わせの数は $N = {}_9C_5 = 126$ に等しい（$R_B(i)$ の組み合わせも $N = {}_9C_4 = 126$ に等しい）. すでに述べたように U_A は 0 から 20（$=mn$）の値をとるので, 126 個の組み合わせが 0 から 20 までの U 値をとる. そのため, U 値によって組み合わせの数が異なる. 全 126 個の U 値を計算して, 同じ U 値を示す度数をグラフにしたものを $f_{5,4}(U)$ と表記し, U 分布と呼ぶ.

図 16.1 に $f_{5,4}(U)$ の分布を示した. 分布は左右対称で, 最小値は $f_{5,4}(0) = 1$ および $f_{5,4}(20) = 1$ であり, 最大値は $U = mn/2 = 10$ のとき $f_{5,4}(U) = 12$ である.

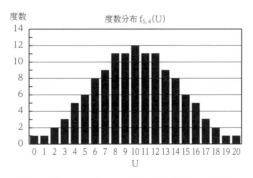

図 16.1　$m=5$, $n=4$ のときの U 分布

　二群のデータ数が m, n のときに一般化すると，$f_{m,n}(U)$ は $N={}_{(m+n)}C_m$ 個の並びのなかで等しい U 値を与える並びの個数に等しい．U_A は A 群の順位並びが $\{1, 2, \cdots, m\}$ のとき最大値 mn をとり，並びが $\{n+1, n+2, \cdots, n+m\}$ のとき最小値 0 をとる．同様に，U_B は B 群の順位並びが $\{1, 2, \cdots, n\}$ のとき最大値 nm をとり，並びが $\{m+1, m+2, \cdots, m+n\}$ のとき最小値 0 をとる．度数分布 $f_{m,n}(U)$ は，$mn=$ 偶数のときは $U=mn/2$ で最大となり，$mn=$ 奇数のときは $U=mn/2\pm0.5$ で最大となる．

問題 16.1　A 群のデータ数が 4，B 群のデータ数が 3 の場合について U 分布 $f_{4,3}(U)$ を求めてグラフ表示せよ．

16.3　二群の差の検定（1）―データ数が 8 以下の場合―

　二標本（A 群と B 群）のデータ数が m, n のとき，二標本を一緒にした順位の並びの数は $N={}_{(m+n)}C_m={}_{(m+n)}C_n$ である．また (3)，(4) 式から求まる U_A, U_B が従う確率分布は

$$H_{m,n}(U)=f_{m,n}(U)\big/N,\quad(U=0, 1, 2, \cdots\cdots, mn)\tag{6}$$

で与えられる．検定のために二標本の順位から計算した U 値を U_0 とするとき，発現確率の高い U_0 が得られれば二群の差が小さく，発現確率の低い U_0 が得られれば二群の差が大きい．この考えは Z 検定・t 検定によって二群の差を検定するときと同じである．しかし U 値の確率分布は離散的であり，一般的な関数で表現できない．U 検定では，U_A と U_B のうち小さい方を U_0 として，$H_{m,n}(U)$ を $0\leqq U\leqq U_0$ で積算した下側確率

$$P=\sum_{}^{0\leqq U\leqq U_0}H_{m,n}(U)\tag{7}$$

を検定統計量として利用する[脚注]．この下側確率は z 検定や t 検定などで使われる P 値と同じ役割を担っているので，本書では P 値と呼ぶ．P 値が非常に小さければ帰無仮説が棄却され，二群に差があることが示唆される．このとき P 値と有意水準 α または $\alpha/2$ の大小を比較して二群の差を検定する．両側検定するときは，P 値が $\alpha/2$ より大きいとき帰無

脚注）U_A と U_B のうち大きい方を U 値とする場合は，$U_\#=mn-U_0$ を求めて，確率分布 $H_{m,n}(U)$ を $U_\#\leqq U\leqq mn$ で積算した値（上側確率）を P 値とする．このとき，$H_{m,n}(U)$ が左右対称であるので，この上側確率は $H_{m,n}(U)$ を $0\leqq U\leqq U_0$ で積算した値（下側確率）に等しい．すなわち，$U_0=\min(U_A, U_B)$ としても $U_0=\max(U_A, U_B)$ としても同じ結論が導かれる．実際上は，$U_0=\max(U_A, U_B)$ とすると積分範囲が mn に依存するため複雑であるので，データ数に依存しない $U_0=\min(U_A, U_B)$ を用いることが推奨される．

仮説が採択され（⇒二群に差がない），$\alpha/2$ より小さいとき帰無仮説が棄却される（⇒二群に差がある）．二群の差を片側検定するときは，P 値が α より大きいとき帰無仮説が採択され，α より小さいとき帰無仮説が棄却される（対立仮説が採択される）．

　付表 8（1）～付表 8（3）に二群のデータ数が m, n（$m=3$, 4, 5, 6, 7, 8, $n \leqq m$）の場合について，$U=0 \sim U_0$ の下側確率（P 値）を掲載した．$m=5$, $n=4$ の場合を例にとると，P 値が $\alpha=0.1$ 以下になるのは $U_0=0 \sim 4$ のとき，$\alpha=0.05$ 以下は $U_0=0 \sim 2$ のとき，$\alpha=0.025$ 以下は $U_0=0$, 1 のときみである．データ数が少ないときに小さな危険率で一方が他方より大きいと結論できるのは順位並びがかなり片寄っている場合に限られることがわかる．二群の差を両側検定するときは P 値と $\alpha/2$ の大小を比較するので，条件はさらに厳しくなる．

例題 16.2　A 群と B 群のデータを小→大の順に並べると A_1, A_2, A_3, B_1, A_4, B_2, B_3, A_5, B_4 になった．このとき，A 群と B 群に差があると言えるか．有意水準 5% で両側検定せよ．

解答　(3), (4) 式より $U_A=16$, $U_B=4$ であるので，小さい方の $U_0=4$ を採用する．$m=5$, $n=4$, のとき $H_{5,4}(U)$ を $U_0=4$ まで積算した値（$=P$ 値）を付表 8（1）から読み取ると 0.095 である．この検定統計量は有意点 $U(\alpha/2)=0.025$ より大きいので，有意水準 5% で帰無仮説が採択される．すなわち 5% の危険率で両群に差がないといえる．

例題 16.3　A 組の生徒 5 人の数学の評点が 92, 95, 94, 85, 82 点，B 組の生徒 6 人の評点が 78, 74, 93, 69, 88, 75 点であった．これだけの情報から A 組の方が B 組より成績優秀者が多いといえるか．有意水準 5% で片側検定せよ．また有意水準 1% の片側検定ではどうか．

解答　両組の評点を低い順に並べると 69, 74, 75, 78, <u>82</u>, <u>85</u>, 88, <u>92</u>, 93, <u>94</u>, <u>95</u> となる（下線付きの数字は A 組の評点）．この並びから (3), (4) 式により U 値を求めると，$U_A=5$, $U_B=25$ であるので，$U_0=5$ を採用する．付表 8（1）から $m=6$, $n=5$, $U_0=5$ の値を読みとると，P 値 $=0.041$ であり，0.05 より小さい．したがって有意水準 5% で帰無仮説が棄却される．すなわち危険率 5% で A 組の方が B 組より成績優秀者が多い

といえる．有意水準が 1％の場合は，P 値>0.01 であるので帰無仮説が採択される．すなわち A 組の方が B 組より成績優秀者が多いとはいえない．

16.4　二群の差の検定（2）―データ数が 20 以下の場合―

　片方あるいは両方のデータ数が 9 を超えるとき，U_0 までの下側確率（＝P 値）を表にするのにかなりのページ数を要する．それを避けるために，片方のデータ数が 9~20 のときはまず有意水準 α を定め，P 値が内輪で最も α に近い値を示す U 値（$U_*(\alpha)$ と表記する）と U_0 を比較して検定を行う．U_0 が $U_*(\alpha)$ より大きいときは帰無仮説を採択し，小さいときは帰無仮説を棄却して対立仮説を採択する．（二群のデータ数が 20 以上のときは U 分布が近似的に正規分布に等しいので Z 検定を行う．）

　付表 9.1 と付表 9.2 に二群のデータ数が 20 以下のときの $U_*(0.025)$ および $U_*(0.05)$ を示した（Mann and Whitney, 1947）．これらは有意水準 5％および 10％で両側検定するときの有意点となる U 値である．また有意水準 2.5％および 5％で片側検定するときの有意点となる U 値でもある．すなわち，二群の差を有意水準 5％で両側検定するときは付表 9.1 を用い，有意水準 5％で片側検定するときは付表 9.2 を用いる．二群の順位並びから求まる U_0 値が $U_0>U_*(\alpha)$ のとき帰無仮説を採択し，$U_0 \leq U_*(\alpha)$ のとき対立仮説を採択する．例題 16.3 の場合に適用すると，$m=6$，$n=5$ のとき $U_0=5$，付表 9.2 から $m=6$，$n=5$ のとき $U_*(0.05)=5$ である．この場合は U_0 が $U_*(0.05)$ に等しいので，有意水準 5％の片側検定で対立仮説を採択する．すなわち危険率 5％で A 組の方が B 組より成績優秀であるといえる．

例題 16.4　二つの標本 A，B のデータが A=75, 21, 72, 71, 85, 43, 34, 65, 90, 35, B=20, 37, 55, 50, 64, 41 である．二群に差があるといえるかどうか，有意水準 5％で両側検定せよ．

解答　二群のデータを小→大の順に並べると，20, <u>21</u>, <u>34</u>, <u>35</u>, 37, 41, <u>43</u>, 50, 55, 64, <u>65</u>, <u>71</u>, <u>72</u>, <u>75</u>, <u>85</u>, <u>90</u> となる．A 群（下線つき）の順位和 $\sum\limits_{1 \leq k \leq 10} R_A(k)=97$，B 群（下線なし）の順位和 $\sum\limits_{1 \leq k \leq 6} R_B(k)=39$ を (3)，(4) 式に代入すると，$U_A=60+10\times11/2-97=18$，$U_B=60+6\times7/2-39=42$ が得られる．したがって $U_0=18$ を採用する．付表 9.1

で $m=10$, $n=6$ の場合 $U_*(0.05)=11$ である．これから $U_0>U_*(0.05)$ であるので，有意水準 5% で帰無仮説を採択する．すなわち危険率 5% で二群に差があるとはいえない．

16.5 二群の差の検定（3）—データ数が 20 以上の場合—

二群のデータ数 m, n が 20 以上の場合は，$H_{m, n}(U)$ が正規分布に漸近するので，U 検定の代わりに z 検定を用いることができる．z 検定の検定統計量は，§ 13.3 で学んだように

$$Z_U=(U_0-\bar{U})\diagup \sigma_U \tag{8}$$

で与えられる．ここで $\bar{U}$ は U の平均値（$=mn/2$）である（§ 16.2）．また，σ_U は U 分布の標準偏差であり，

$$\sigma_U=\sqrt{mn(m+n+1)/12} \tag{9}$$

で与えられる（証明は付録 7 を参照）．二群の差を 5% の有意水準で両側検定するときは，Z_U が有意点 $Z(0.05/2)=1.96$ より大きいとき帰無仮説を棄却する．また 5% の有意水準で片側検定するときは，Z_U が有意点 $Z(0.05)=1.64$ より大きいとき帰無仮説を棄却する．

例題 16.5 男子学生（61 名）と女子学生（87 名）の BMI を一緒にして小→大の順に並べて，男子と女子の BMI の差について U 検定したい．エクセル関数を使って順位和を求めたところ[脚注]，男子の順位和は $\Sigma R_A=4925$，女子の順位和は $\Sigma R_B=6101$ であった．

1) 男子と女子の平均順位はどちらが高いか．

2) 男子と女子の U_A，U_B を求めよ．

3) U の平均値 $\bar{U}$ および標準偏差 σ_U を求めよ．

4) $\bar{U}$，σ_U から検定統計量 Z_U を求めて，男子の BMI が女子の BMI より大きいといえるかどうかを有意水準 5% で片側検定せよ．また 10% ではどうか．

5) この BMI データから平均値と標準偏差を直接計算したところ，男子が平均値 22.24，標準偏差 3.69，女子が平均値 21.34，標準偏差 3.19 であった．男子と女子の母集団

脚注）エクセル関数で二群の順位和を求める方法

　1) データは "男 ****"，"女 ****" のように男女別に集計する．

　2) 二群のデータを一緒にし，関数 "RANK.AVG" を使って順位をつける．このとき同じ値のデータには全て平均順位がつけられる．

　3) 関数 "SUMIF" を使って男子の順位，女子の順位を別々に積算する．

の標準偏差が等しいものとして，男子の BMI が女子の BMI より大きいといえるか

どうかを有意水準 5％で t 検定せよ．その結果を U 検定による結果と比較せよ．

解答

1) 男子の平均順位＝4925／61＝80.74，女子の平均順位＝6101／87＝70.13．故に男子の

平均順位の方が大きい．すなわち，平均的には女子より男子の方が BMI 値が高い．

2) （3）式，（4）式より

U_A＝61*87＋61*62/2－4925＝2273，

U_B＝61*87＋87*88/2－6101＝3034．

3) U 分布の平均値は $\bar{U}$＝61×87／2＝2653.5．

U 分布の標準偏差は σ_U＝$\sqrt{61 \cdot 87 \cdot (61+87+1)/12}$＝256.70．

4) U_0＝min（U_A, U_B）＝2273．検定統計量 Z_U は（8）式より

Z_U＝（2653.5－2273）／256.70＝1.48．

z 検定では片側検定の有意点 $Z(0.05)$＝1.645．

検定統計量＜有意点であるので帰無仮説が採択される．すなわち，有意水準 5％で男子

の BMI は女子の BMI より大きいとはいえない．

※有意水準を 10％に変更した場合は片側検定の有意点 $Z(0.1)$＝1.282 になるので，危

険率 10％では男子の BMI が女子の BMI より大きいといえる．

5) 男女の母集団の標準偏差は§14 の（5）式に与えられた数値を代入して

$\bar{\sigma}$＝$\sqrt{(60 \cdot 3.69^2＋86 \cdot 3.19^2)/146}$＝3.4044．

また検定統計量 T は§14 の（6）式に与えられた数値を代入して

T＝（22.24－21.34）／（3.4044×$\sqrt{1/61＋1/87}$）＝0.90／0.5685＝1.583．

一方，自由度 146≒150 の t 分布の有意点 $\alpha(0.05)$ は付表 4 より 1.655．

検定統計量＜有意点であるので，有意水準 5％で帰無仮説が採択される．すなわち男子

の BMI は女子の BMI より大きいとはいえない．

U 検定と t 検定は同じ検定結果を導くが，検定統計量と有意点の差は U 検定の方が

やや大きい．

****

コラム　ウィルコクソンの *W* 検定（順位和検定）

　Wilcoxon（1945）はデータ数が少ない方の順位和（W と表記する）を使って二群の差を検定する方法を提唱した．その方法は W 検定と呼ばれる．$m>n$ のとき，（4）式に $W=\sum_{1\le i\le n} R_B(i)$，$mn=U_A+U_B$ を代入すると

$$W=U_A+n(n+1)/2$$

が導かれる．この関係式から U 検定と W 検定は本質的には同等であることがわかる．両者の違いは，マン・ホイットニーは統計量 U の発現確率に着目し，ウィルコクソンは順位和 W の発現確率に着目していることである．

　二標本のデータ数を m, n とするとき，${}_{(m+n)}C_n$ 個の W 値を計算して，同じ W 値を示す度数を $g_{m,n}(W)$ で表して W 分布と呼ぶ．下図に $m=5$, $n=4$ の W 分布を示した．U 分布（図16.1）と比べると，W 値は U 値より右側に $10(=4\times5/2)$ 移動しているだけである．W 分布の P 値（上側確率または下側確率）を利用して W 検定しようとすると積分範囲が m, n によって変化するので実用的でない．（U 検定ではそれを避けて積分範囲の下限を 0 に固定している．）そのため W 検定では帰無仮説が採択される W 値の上限値と下限値を使って検定する．m, n が 20 以下のときの上限値と下限値がクライツィグ（1977）や加納・高橋（2006）に数表として与えられている．

　m, n が 20 以上の場合は，W 分布も正規分布に漸近するので z 検定が利用できる．W 分布は左右対称であり，その平均値は $\bar{W}=m(m+n+1)/2$，標準偏差は $\sigma_W=\sqrt{mn(m+n+1)/12}$ で与えられる．U 分布との違いは平均値だけである．二つの標本から求まる W 値を W_0 と表記するとき，W 検定の検定統計量は

$$Z_W=(W_0-\bar{W})/\sigma_W$$

で与えられる．これから先の手続きは U 検定の場合と同じである．

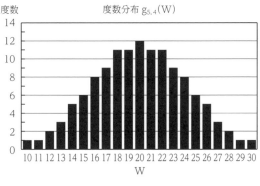

W 分布

****

16.6　U 検定の応用 ―二つの度数分布表の比較―

U 検定は順序尺度のカテゴリーデータの分析にも利用できる．たとえば，表 16.1 は学生による授業評価を科目 A と科目 B で比較したものである．受講者は科目 A が $m=30$ 人，科目 B が $n=29$ 人，全部で $N=59$ 人である．両科目の受講者がほぼ同じ評価能力を持っているとき，2 列目と 3 列目の評価別の人数から，科目 B の方が科目 A より評価が高い傾向が示唆されるが，2 科目の授業評価に差があると言えるだろうか（両側検定）．また科目 B の方が高い評価を得ていると言えるだろうか（片側検定）．

表 16.1　学生による授業評価

	科目 A（人）	科目 B（人）	計（人）t_i	順　位	平均順位	順位和（科目 A）	順位和（科目 B）
良くない	9	3	12	1 − 12	6.5	58.5	19.5
普通	12	9	21	13 − 33	23.0	276.0	207.0
良い	6	12	18	34 − 51	42.5	255.0	510.0
優れている	3	5	8	52 − 59	55.5	166.5	277.5
合計	30	29	59			756.0	1014.0

この問題の U 検定では，たとえば 2 行目を例にとると，3 列目に"良くない"と評価した計 12 人の評価を同順位とみなし，その平均順位（＝順位の中央値，6 列目）を求める．次に 7 列目と 8 列目に"良くない"と評価した人数（2 列目と 3 列目）と平均順位の積を計算し，それぞれを科目 A および科目 B の順位和と呼ぶ．7 列目と 8 列目の 6 行目は順位和の積算値 ΣR_A，ΣR_B を示す．このとき U_A と U_B は (3)，(4) 式より

$$U_A = mn + m(m+1)/2 - \Sigma R_A = 30 \times 29 + 30 \cdot 31/2 - 756 = 579$$

$$U_B = nm + n(n+1)/2 - \Sigma R_B = 29 \times 30 + 29 \cdot 30/2 - 1014 = 291$$

と求まる（$U_A + U_B = mn = 870$ が確認できる）．また $U_0 = \min(U_A, U_B) = 291$，$\bar{U} = mn/2 = 435$ であり，U 分布の標準偏差は $\sigma_U = \sqrt{(mn(m+n+1)/12)} = 65.95$ である．このとき検定統計量は (8) 式から

$$Z_U = (U_0 - \bar{U}) / \sigma_U = -2.18$$

と求まる．

この問題を有意水準 5% で両側検定するとき，有意点は $|Z(0.05/2)| = 1.96$ で与えられる．したがって $|Z_U| >$ 有意点であるので帰無仮説は棄却される（対立仮説が採択される）．すなわち 5% の危険率で両科目の評価に差があるといえる．また片側検定では有意

点が $Z(0.05)=1.64$ で与えられるので，この場合も検定統計量＞有意点となり帰無仮説が棄却される．すなわち 95％の信頼度で B 科目の方が A 科目よりも評価が高いといえる．

一方，この問題を χ^2 検定したとき（§14 の例題 3），有意水準 5％で帰無仮説が採択され，両科目の評価に差がないと検定された．このように検定結果が割れた理由として，U 検定は U 分布という厳密な確率分布を参照しているのに対し，χ^2 検定では検定統計量が χ^2 分布に従っていることを仮定しているためである．また U 検定は全データの情報を順位という形で組み込んでいるのに対し，χ^2 検定は n 個の変数の二乗和にのみ基づいていることも原因である．したがって，両者の検定結果が異なる場合は U 検定の方が χ^2 検定より信頼度が高いと考えられる．

なお，U 検定において検定統計量 (Z_U) と有意点の差が小さいときには，順位が同じデータの影響を補正して分布の標準偏差を計算し直すことが推奨される．補正係数を δ と表記すると，標準偏差の補正値は

$$\sigma_U{}^* = \sqrt{mn(m+n+1)/12 \times (1-\delta)} \tag{10}$$
$$\delta = \Sigma\,(t_i{}^3 - t_i)/\{(m+n)^3 - (m+n)\}$$

で与えられる．ここで t_i は表 16.1 の 4 列目の値である．表 16.1 の場合は $\delta = 0.084$ であり，（10）式から求まる $\sigma_U{}^*$ を（8）式に代入すると，$Z_U{}^* = 2.18$ と求まる．この例では同順位の補正係数による $Z_U{}^*$ と Z_U の差は非常に小さい（$=0.10$）．

問題 16.2　以下は 60 代男女の睡眠状況を調べて睡眠時間毎の人数を表にしたものである．この表から女性の睡眠時間が男性より短いといえるかどうか，有意水準 5％で U 検定せよ．

	5 時間未満	5〜6 時間	6〜7 時間	7〜8 時間	8〜9 時間	9 時間以上
男	39 人	160	232	157	32	11
女	64 人	255	243	110	22	6

§ 16 の問題の解答

問題 16.1

順位の並びの個数は $N={}_7C_4=35$ である．A 群の順位の並びは $(1,2,3,4)$，$(1,2,3,5)$，$\cdots$，$(3,5,6,7)$，$(4,5,6,7)$ などである．これら 35 通りの場合について順位和 $R_A(i)$ を求め，(3) 式から U を計算する．それらを集計して $U=0,1,\cdots,12$ となる度数 $f_{4,3}(U)$ を求めると，度数分布は下図のようになる．

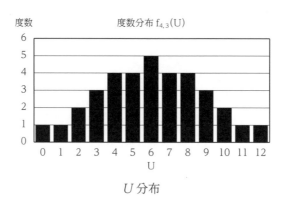

U 分布

問題 16.2

男女を一緒にした順位と平均順位，男女別の順位和は以下のようにまとめられる．

	男性 （人）	女性 （人）	t_i （計）	順位	平均順位	順位和 （男）	順位和 （女）
5 時間未満	39	64	103	1–103	52	2028	3328
5～6 時間	160	255	415	104–518	311	49760	79305
6～7 時間	232	243	475	519–993	756	175392	183708
7～8 時間	157	110	267	994–1260	1127	176939	123970
8～9 時間	31	22	53	1261–1313	1287	39897	28314
9 時間以上	11	6	17	1314–1330	1322	14542	7932
合計（人）	630	700	1330			458558	426557

このとき男女別の U 値は

$U_A=700\cdot630+630\cdot631/2-458558=181207$，

$U_B=630\cdot700+700\cdot701/2-426557=259793$．

$\therefore$　$U_0 = 181207$. また $\bar{U} = mn/2 = 220500$.

U 分布の標準偏差は $\sigma_U = \sqrt{630 \cdot 700 \cdot 1331/12} = 6993.87$.

したがって検定統計量は $Z_U = (U_0 - \bar{U})/\sigma_U = -5.618$.

有意水準 5% の片側検定の有意点は $|Z(0.05)| = 1.64$ であるので，帰無仮説は棄却され，危険率 5% で女性の睡眠時間が男性の睡眠時間より短いといえる．

また同順位による補正係数は $\delta = 0.08455$ と求まるので，これを（10）式と（8）式に代入すると $Z_U{}^* = -5.872$ と求まる．その差は 0.25 である．

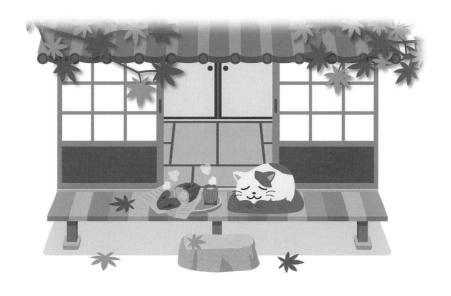

付録1　二項分布の期待値と分散の求め方

$F(z)=(pz+q)^n$ とおく.

二項定理により　$F(z)=(pz+q)^n=\overset{0\leq x\leq n}{\sum} {}_nC_x(pz)^x q^{n-x}$　　　　　　①

①を z で微分すると　$np(pz+q)^{n-1}=\overset{0\leq x\leq n}{\sum} x\,{}_nC_x p^x z^{x-1} q^{n-x}$　　　　②

②を z で微分すると　$n(n-1)p^2(pz+q)^{n-2}=\overset{0\leq x\leq n}{\sum} x(x-1){}_nC_x p^x z^{x-2} q^{n-x}$　　③

ここで $(p+q)=1$ であることに注意して,

②に $z=1$ を代入すると　$np=\overset{0\leq x\leq n}{\sum} x\,{}_nC_x p^x q^{n-x}$　　　　　　④

③に $z=1$ を代入すると　$n(n-1)p^2=\overset{0\leq x\leq n}{\sum} x(x-1){}_nC_x p^x q^{n-x}$　　　　⑤

二項分布の期待値は x の重み付き平均であるので, ④より

期待値 $=E(x)=\overset{0\leq x\leq n}{\sum} x\,{}_nC_x p^x q^{n-x}=\underline{np}.$

また x^2 の重み付き平均は④, ⑤を使うと

$E(x^2)=\overset{0\leq x\leq n}{\sum} x^2 {}_nC_x p^x q^{n-x}=\overset{0\leq x\leq n}{\sum} x(x-1){}_nC_x p^x q^{n-x}+\sum x\,{}_nC_x p^x q^{n-x}$

$\qquad =n(n-1)p^2+np$

と求まる. このとき分散は　$=E(x^2)-\{E(x)\}^2$ であるので (16 ページ脚注).

分散 $=E(x^2)-\{E(x)\}^2=n(n-1)p^2+np-(np)^2=\underline{npq}.$

付録2　ポアソン分布の導き方

二項分布 $P(x)={}_nC_x p^x q^{n-x}$ に

$np=\lambda$ (一定値), $p=\lambda/n$, $q=1-\lambda/n$ を代入すると

$P(x)=n(n-1)\cdots(n-x+1)\big/ x!\cdot(\lambda/n)^x\cdot(1-\lambda/n)^{n-x}$

$\qquad =n(n-1)\cdots(n-x+1)\big/ n^x\cdot(\lambda^x/x!)\cdot(1-\lambda/n)^{n-x}$

$\qquad =(n/n)\{(n-1)\big/ n\}\cdots\{(n-x+1)/n\}\cdot(\lambda^x/x!)\cdot(1-\lambda/n)^n\big/(1-\lambda/n)^x$

ここで $n\to\infty$ の極限をとり, 極限公式　$\lim(1-\lambda/n)^n=e^{-\lambda}$ を用いると

$P(x)=1\cdot1\cdot\cdots1\cdot\lambda^x/x!\cdot e^{-\lambda}\big/(1-0)^x=e^{-\lambda}\cdot\lambda^x/x!.$

付録3　正規分布（ガウスの誤差関数）の求め方

（以下は東京大学教養学部物理学教室編「改定新版　物理実験」(1966) による解説を簡略化したものです.)

真の値が X である物理量を n 回測定したとき, 測定値を x_i, 誤差を ε_i とすると

$$x_i - X = \varepsilon_i \qquad (i=1, 2, \cdots\cdots, n) \tag{①}$$

と書き表される. 誤差が ε_i と $\varepsilon_i + d\varepsilon$ の間にある確率を $f(\varepsilon_i)d\varepsilon$ で表すとき, このような実験値が得られる確率 $P(\varepsilon_1, \varepsilon_2, \cdots, \varepsilon_n)$ は

$$f(\varepsilon_1)\cdots\cdots f(\varepsilon_n)(d\varepsilon)^n = P(d\varepsilon)^n \tag{②}$$

となる. X は未知数であるが, n が十分大きいとき $x=X$ のときに発生確率が最大になることが期待されるので, 真の値 X は

$$\frac{dP}{dX} = 0 \tag{③}$$

を満すと期待される. ②式の対数をとると

$$log\,P = log\,f(x_1-X) + log\,f(x_2-X) + \cdots\cdots + log\,f(x_n-X)$$

が導かれる, これを X で微分すると

$$\frac{1}{P}\frac{dP}{dX} = \frac{f'(x_1-X)}{f(x_1-X)} + \cdots\cdots + \frac{f'(x_n-X)}{f(x_n-X)} = 0 \tag{④}$$

となる. ここで

$$\frac{f'(\varepsilon)}{f(\varepsilon)} = \phi(\varepsilon) \tag{⑤}$$

と表記すれば, ④式から

$$\phi(\varepsilon_1) + \phi(\varepsilon_2) + \cdots\cdots + \phi(\varepsilon_n) = 0 \tag{⑥}$$

が得られる. これだけでは $\phi(\varepsilon)$ の形を定めることはできない. そこで誤差には正負があり, n が十分に大きいとき正負は対等に起こると仮定する. このとき正の誤差と負の誤差の総和は 0 になるので,

$$\Sigma\,\varepsilon_i = 0, \tag{⑦}$$

すなわち

$$\varepsilon_n = -(\varepsilon_1 + \varepsilon_2 + \cdots\cdots + \varepsilon_{n-1}) \tag{⑧}$$

となる. 従って

$$\frac{\delta\varepsilon_n}{\delta\varepsilon_1}=-1.$$

ここで⑥式をε_1について微分すれば，ε_1とε_2, …，ε_{n-1}は互いに独立であるので

$$\phi'(\varepsilon_1)+\phi'(\varepsilon_n)\frac{\delta\varepsilon_n}{\delta\varepsilon_1}=\phi'(\varepsilon_1)-\phi'(\varepsilon_n)=0 \qquad\text{が導かれる．}$$

$$\therefore\quad \phi'(\varepsilon_1)=\phi'(\varepsilon_n)$$

同様にして，$\phi'(\varepsilon_2)=\phi'(\varepsilon_n)$，$\phi'(\varepsilon_3)=\phi'(\varepsilon_n)$，……が得られる．すなわち$\phi'(\varepsilon_n)$は$n$によらず一定である．その値を$a$と置くと$\phi'(\varepsilon_i)=a$，従って

$$\phi(\varepsilon_i)=a\varepsilon_i+b \qquad (i=1,\ 2,\ \cdots,\ n) \tag{⑨}$$

となる．これを⑥に代入すれば$a\Sigma\varepsilon_i+nb=0$となるので，⑦より$b=0$が得られる．したがって⑨から$\phi(\varepsilon)=a\varepsilon$となる（添え字の$i$を省略）．これを⑤に代入すると

$$\frac{f'(\varepsilon)}{f(\varepsilon)}=a\varepsilon. \qquad\text{が得られる．この式の両辺を積分すると}$$

$$f(\varepsilon)=C\,exp(a\varepsilon^2/2) \tag{⑩}$$

が導かれる．

　⑩式は未知数Cとaを含んでいる．ここで大きな誤差の起こる確率は小さいので<u>εが∞のとき$f(\varepsilon)=0$</u>であると仮定すると，$a<0$でなければならない．そこで⑩式で$a/2=-h^2$とくと，

$$f(\varepsilon)=C\,exp(-h^2\varepsilon^2) \tag{⑪}$$

と書き換えられる．$f(\varepsilon)$は確率関数であるので$-\infty$から$+\infty$まで積分した値が1となることから，積分の数学公式を使うと$C=h/\sqrt{\pi}$と求まる．故に

$$f(\varepsilon)=\frac{h}{\sqrt{\pi}}\,exp(-h^2\varepsilon^2) \tag{⑫}$$

が得られる．この式のhと誤差との関係をみるために，誤差の二乗の平均（$=\Sigma\varepsilon_i^2/n$）をσ^2とおくと

$$\sigma^2=\int_{-\infty}^{\infty}\varepsilon^2 f(\varepsilon)d\varepsilon=\{h/\sqrt{\pi}\}\int_{-\infty}^{\infty}\varepsilon^2 exp(-h^2\varepsilon^2)d\varepsilon=1/(2h^2)$$

となる（数学公式参照）．これから$h=1/(\sigma\sqrt{2})$という関係が導かれる．

$$\therefore\quad f(\varepsilon)=\frac{1}{\sqrt{2\pi}\cdot\sigma}\,exp(-\varepsilon^2/2\sigma^2) \qquad\text{（ガウスの誤差関数）} \tag{⑬}$$

付録4　正規分布の平均値の求め方（概略）

確率変数 X が正規分布 $N(\mu,\ \sigma^2)$ に従うとき，X の平均値は

$$E[X]=\int_{-\infty}^{\infty}xf(x)\,dx=\frac{1}{\sqrt{2\pi}\ \sigma}\int_{-\infty}^{\infty}x\cdot exp\left\{\frac{-(x-\mu)^2}{2\sigma^2}\right\}dx$$

で与えられる．ここで $t=(x-\mu)/(\sqrt{2}\ \sigma)$ とおき，$x=\sqrt{2}\ \sigma\,t+\mu,\ dx=\sqrt{2}\ \sigma dt$ を使うと，

$$E[X]=\frac{1}{\sqrt{2\pi}\ \sigma}\int_{-\infty}^{\infty}(\sqrt{2}\ \sigma t+\mu)exp\{-t^2\}\sqrt{2}\ \sigma dt$$

$$=\frac{\sqrt{2}}{\sqrt{2\pi}\ \sigma}\int_{-\infty}^{\infty}t\cdot exp\{-t^2\}\,dt+\frac{\mu}{\sqrt{\pi}}\int_{-\infty}^{\infty}exp\{-t^2\}\,dt$$

$$=\frac{1}{\sqrt{\pi}}\sqrt{2}\cdot 0+\frac{\mu}{\sqrt{\pi}}\cdot\sqrt{\pi}=\mu$$

が得られる．

X の分散は数学公式 $V[X]=E[X^2]-\{E[X]\}^2$ を使って計算する．$E[X^2]$ は

$$E[X^2]=\int_{-\infty}^{\infty}x^2f(x)\,dx=\int_{-\infty}^{\infty}x^2\cdot\frac{1}{\sqrt{2\pi}\ \sigma}\ exp\left\{-\frac{(x-\mu)^2}{2\sigma^2}\right\}dx$$

と変形できる．ここで $t=(x-\mu)/(\sqrt{2}\ \sigma)$ の変数変換を行い，$dx=\sqrt{2}\ \sigma\,dt$ を使うと

$$E[X^2]=\int_{-\infty}^{\infty}\frac{1}{\sqrt{\pi}}(2\sigma^2t^2+2\sqrt{2}\ \sigma\,t+\mu^2)\ exp\ \{-t^2\}dt$$

が得られる．ここで部分積分

$$\int_{-\infty}^{\infty}t\cdot t\ exp(-t^2)\,dt=\left[-\frac{1}{2}t\cdot exp(-t^2)\right]_{-\infty}^{\infty}+\frac{1}{2}\int_{-\infty}^{\infty}exp(-t^2)\,dt$$

を利用し，

$$[t\ exp\{-t^2\}]_{-\infty}^{\infty}=0,\ \int_{-\infty}^{\infty}exp\{-t^2\}\,dt=\sqrt{\pi}$$

を使うと，

$$E[X^2]=\sigma^2+\mu^2$$

が導き出される．

$$\therefore\quad V[X]=E[X^2]-\{E[X]\}^2=(\sigma^2+\mu^2)-\mu=\sigma^2.$$

付録5　標本データの不偏分散

　平均値$=\mu$，分散$=\sigma^2$の母集団の全データを$\{x_1, x_2, \cdots\cdots, x_n\}$で表わすとき，母平均と母分散はそれぞれ

$$\mu = (1/n) \cdot \Sigma x_i$$

$$\sigma^2 = (1/n) \cdot \Sigma (x_i - \mu)^2 \qquad\qquad ①$$

で表わされる．

　一方，$\{x_1, x_2, \cdots\cdots, x_n\}$が母集団から抽出されたデータ数$n$個の標本データであるとき，標本平均$\bar{x} = (1/n) \cdot \Sigma x_i$は，標本の抽出を繰り返して$\bar{x}$の平均値を求めると母平均$\mu$に収束する．すなわち

$$E[\bar{x}] = \mu$$

が成り立つ（§9.1参照）．しかし標本データから

$$S^2 = (1/n) \cdot \Sigma (x_i - \bar{x})^2 \qquad\qquad ②$$

を計算し，標本抽出を繰り返してS^2を求めてもその平均値は母分散σ^2に収束しない．その理由はμの代わりに$\bar{x}$を用いるのが正しくないからである．しかし標本データの分散を

$$\tilde{\sigma}^2 = 1/(n-1) \cdot \Sigma (x_i - \bar{x})^2 \qquad\qquad ③$$

で定義すると，以下に示すように，$\tilde{\sigma}^2$の期待値（平均値）はσ^2に収束する．

　いま$x_i - \bar{x} = (x_i - \mu) - (\bar{x} - \mu)$と分解すると，②式の$\Sigma (x_i - \bar{x})^2$は

$$\Sigma (x_i - \bar{x})^2 = \Sigma \{(x_i - \mu) - (\bar{x} - \mu)\}^2 = \Sigma (x_i - \mu)^2 - n(\bar{x} - \mu)^2$$
$$= n \cdot \sigma^2 - n(\bar{x} - \mu)^2$$

と変形される（$\because$　$2\Sigma (x_i - \mu) \cdot (\bar{x} - \mu) = 2(\bar{x} - \mu) \Sigma (x_i - \mu) = 2n(\bar{x} - \mu)^2$）．

　したがって$\Sigma (x_i - \bar{x})^2$の平均値（期待値）は

$$E[\Sigma (x_i - \bar{x})^2] = E[n\sigma^2 - n(\bar{x} - \mu)^2] = n\{\sigma^2 - E[(\Sigma x_i/n - \mu)^2]\}$$
$$= n\{\sigma^2 - E[\Sigma (x_i - \mu)^2 / n^2]\}$$
$$= n\{\sigma^2 - n\sigma^2/n^2\} = (n-1)\sigma^2.$$

$\therefore$　$E[\tilde{\sigma}^2] = 1/(n-1) \cdot E[\Sigma (x_i - \bar{x})^2]$
$$= 1/(n-1) \times (n-1)\sigma^2$$
$$= \sigma^2.$$

$\tilde{\sigma}^2$の平均値（期待値）は母分散σ^2に収束するので，$\tilde{\sigma}^2$は不偏分散と呼ばれる．

付録6 U分布の標準偏差

A群, B群のデータ数が m, n であるとき, 両群を一緒にした順位の並びの数は $N =\ _{(m+n)}C_m =\ _{(m+n)}C_n$ である. §15 の(3)式の U_A を U と表記すると, U 分布は

$$U(k) = mn/2 + m(m+1)/2 - \overset{1 \leq i \leq m}{\Sigma} R(k, i) \qquad (k=1, 2, \cdots\cdots, N)$$

と書き表される. このとき U の平均値は $\bar{U} = mn/2$ であり, U の分散は

$$S^2 = \overset{1 \leq k \leq N}{\Sigma} \{U(k) - mn/2\}^2 = \overset{1 \leq k \leq N}{\Sigma} \{m(m+1)/2 - \overset{1 \leq i \leq m}{\Sigma} R(k, i)\}^2$$

$$= \overset{1 \leq k \leq N}{\Sigma} \{m^2(m+n+1)^2/4\} - m(m+n+1) \overset{1 \leq k \leq N}{\Sigma} \overset{1 \leq i \leq m}{\Sigma} R(k, i) + \overset{1 \leq k \leq N}{\Sigma} \{\overset{1 \leq i \leq m}{\Sigma} R(k, i)\}^2$$

となる, ここで右辺第3項目の展開で $\overset{1 \leq i \leq m+n}{\Sigma} i^2$ の個数と $\overset{1 \leq i \leq m+n}{\Sigma} \overset{1 \leq j \leq m+n}{\Sigma} i \cdot j$ の個数を m, n を使って表し, 数学公式 $\overset{1 \leq i \leq n}{\Sigma} i^2 = n(n+1)(2n+1)/6$ を使い, $2m+2n+1 \fallingdotseq 2(m+n+1)$ と近似すると

$$S^2 \fallingdotseq (m+n+1)^2 mn \cdot N \diagup 12(m+n-1)$$

が導かれる. さらに $m+n+1 \fallingdotseq m+n-1$ と近似すると

$$S^2 \fallingdotseq (m+n+1)mn \cdot N \diagup 12$$

が得られる. したがって U 分布の標準偏差は

$$\sigma_U = \sqrt{mn(m+n+1)/12}$$

と求まる.

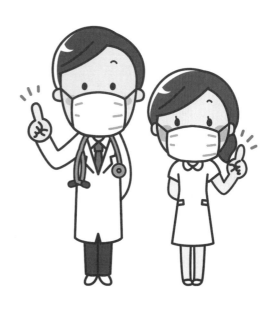

付表1　標準正規分布表（1）

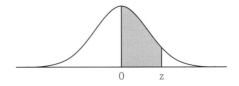

$z=z(1)+z(2)$ としたとき，標準正規分布を【$0, z$】の範囲で積分した値を求める表です．

エクセル関数を使って"＝NORM.S.DIST（z, TRUE）－0.5"で求めます．

$z(1)$ \ $z(2)$	0.00	0.01	0.02	0.03	0.04	0.05	0.06	0.07	0.08	0.09
0.0	0.0000	0.0040	0.0080	0.0120	0.0160	0.0199	0.0239	0.0279	0.0319	0.0359
0.1	0.0398	0.0438	0.0478	0.0517	0.0557	0.0596	0.0636	0.0675	0.0714	0.0753
0.2	0.0793	0.0832	0.0871	0.0910	0.0948	0.0987	0.1026	0.1064	0.1103	0.1141
0.3	0.1179	0.1217	0.1255	0.1293	0.1331	0.1368	0.1406	0.1443	0.1480	0.1517
0.4	0.1554	0.1591	0.1628	0.1664	0.1700	0.1736	0.1772	0.1808	0.1844	0.1879
0.5	0.1915	0.1950	0.1985	0.2019	0.2054	0.2088	0.2123	0.2157	0.2190	0.2224
0.6	0.2257	0.2291	0.2324	0.2357	0.2389	0.2422	0.2454	0.2486	0.2517	0.2549
0.7	0.2580	0.2611	0.2642	0.2673	0.2704	0.2734	0.2764	0.2794	0.2823	0.2852
0.8	0.2881	0.2910	0.2939	0.2967	0.2995	0.3023	0.3051	0.3078	0.3106	0.3133
0.9	0.3159	0.3186	0.3212	0.3238	0.3264	0.3289	0.3315	0.3340	0.3365	0.3389
1.0	0.3413	0.3438	0.3461	0.3485	0.3508	0.3531	0.3554	0.3577	0.3599	0.3621
1.1	0.3643	0.3665	0.3686	0.3708	0.3729	0.3749	0.3770	0.3790	0.3810	0.3830
1.2	0.3849	0.3869	0.3888	0.3907	0.3925	0.3944	0.3962	0.3980	0.3997	0.4015
1.3	0.4032	0.4049	0.4066	0.4082	0.4099	0.4115	0.4131	0.4147	0.4162	0.4177
1.4	0.4192	0.4207	0.4222	0.4236	0.4251	0.4265	0.4279	0.4292	0.4306	0.4319
1.5	0.4332	0.4345	0.4357	0.4370	0.4382	0.4394	0.4406	0.4418	0.4429	0.4441
1.6	0.4452	0.4463	0.4474	0.4484	0.4495	0.4505	0.4515	0.4525	0.4535	0.4545
1.7	0.4554	0.4564	0.4573	0.4582	0.4591	0.4599	0.4608	0.4616	0.4625	0.4633
1.8	0.4641	0.4649	0.4656	0.4664	0.4671	0.4678	0.4686	0.4693	0.4699	0.4706
1.9	0.4713	0.4719	0.4726	0.4732	0.4738	0.4744	0.4750	0.4756	0.4761	0.4767
2.0	0.4772	0.4778	0.4783	0.4788	0.4793	0.4798	0.4803	0.4808	0.4812	0.4817
2.1	0.4821	0.4826	0.4830	0.4834	0.4838	0.4842	0.4846	0.4850	0.4854	0.4857
2.2	0.4861	0.4864	0.4868	0.4871	0.4875	0.4878	0.4881	0.4884	0.4887	0.4890
2.3	0.4893	0.4896	0.4898	0.4901	0.4904	0.4906	0.4909	0.4911	0.4913	0.4916
2.4	0.4918	0.4920	0.4922	0.4925	0.4927	0.4929	0.4931	0.4932	0.4934	0.4936
2.5	0.4938	0.4940	0.4941	0.4943	0.4945	0.4946	0.4948	0.4949	0.4951	0.4952
2.6	0.4953	0.4955	0.4956	0.4957	0.4959	0.4960	0.4961	0.4962	0.4963	0.4964
2.7	0.4965	0.4966	0.4967	0.4968	0.4969	0.4970	0.4971	0.4972	0.4973	0.4974
2.8	0.4974	0.4975	0.4976	0.4977	0.4977	0.4978	0.4979	0.4979	0.4980	0.4981
2.9	0.4981	0.4982	0.4982	0.4983	0.4984	0.4984	0.4985	0.4985	0.4986	0.4986
3.0	0.4987	0.4987	0.4987	0.4988	0.4988	0.4989	0.4989	0.4989	0.4990	0.4990
3.1	0.4990	0.4991	0.4991	0.4991	0.4992	0.4992	0.4992	0.4992	0.4993	0.4993
3.2	0.4993	0.4993	0.4994	0.4994	0.4994	0.4994	0.4994	0.4995	0.4995	0.4995
3.3	0.4995	0.4995	0.4995	0.4996	0.4996	0.4996	0.4996	0.4996	0.4996	0.4997
3.4	0.4997	0.4997	0.4997	0.4997	0.4997	0.4997	0.4997	0.4997	0.4997	0.4998
3.5	0.4998	0.4998	0.4998	0.4998	0.4998	0.4998	0.4998	0.4998	0.4998	0.4998
3.6	0.4998	0.4998	0.4999	0.4999	0.4999	0.4999	0.4999	0.4999	0.4999	0.4999
3.7	0.4999	0.4999	0.4999	0.4999	0.4999	0.4999	0.4999	0.4999	0.4999	0.4999
3.8	0.4999	0.4999	0.4999	0.4999	0.4999	0.4999	0.4999	0.4999	0.4999	0.4999
3.9	0.5000	0.5000	0.5000	0.5000	0.5000	0.5000	0.5000	0.5000	0.5000	0.5000
4.0	0.5000	0.5000	0.5000	0.5000	0.5000	0.5000	0.5000	0.5000	0.5000	0.5000

付表2　標準正規分布表（2）　―上側積分―

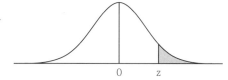

$z=z(1)+z(2)$ としたとき，標準正規分布を【z, ∞】の範囲で積分した値（上側積分）を求める表です．エクセル関数を使って "$=1-\text{NORM.S.DIST}(z,\text{TRUE})$" で求めます．

正規分布表(1) ＋ 正規分布表(2) ＝ 0.5 の関係があります．

なお，検定統計量より上側の確率は p 値と呼ばれます．例えば p 値<0.05 のとき，有意水準5%で帰無仮説が棄却されます。

$z(1)$＼$z(2)$	0.00	0.01	0.02	0.03	0.04	0.05	0.06	0.07	0.08	0.09
0.0	0.5000	0.4960	0.4920	0.4880	0.4840	0.4801	0.4761	0.4721	0.4681	0.4641
0.1	0.4602	0.4562	0.4522	0.4483	0.4443	0.4404	0.4364	0.4325	0.4286	0.4247
0.2	0.4207	0.4168	0.4129	0.4090	0.4052	0.4013	0.3974	0.3936	0.3897	0.3859
0.3	0.3821	0.3783	0.3745	0.3707	0.3669	0.3632	0.3594	0.3557	0.3520	0.3483
0.4	0.3446	0.3409	0.3372	0.3336	0.3300	0.3264	0.3228	0.3192	0.3156	0.3121
0.5	0.3085	0.3050	0.3015	0.2981	0.2946	0.2912	0.2877	0.2843	0.2810	0.2776
0.6	0.2743	0.2709	0.2676	0.2643	0.2611	0.2578	0.2546	0.2514	0.2483	0.2451
0.7	0.2420	0.2389	0.2358	0.2327	0.2296	0.2266	0.2236	0.2206	0.2177	0.2148
0.8	0.2119	0.2090	0.2061	0.2033	0.2005	0.1977	0.1949	0.1922	0.1894	0.1867
0.9	0.1841	0.1814	0.1788	0.1762	0.1736	0.1711	0.1685	0.1660	0.1635	0.1611
1.0	0.1587	0.1562	0.1539	0.1515	0.1492	0.1469	0.1446	0.1423	0.1401	0.1379
1.1	0.1357	0.1335	0.1314	0.1292	0.1271	0.1251	0.1230	0.1210	0.1190	0.1170
1.2	0.1151	0.1131	0.1112	0.1093	0.1075	0.1056	0.1038	0.1020	0.1003	0.0985
1.3	0.0968	0.0951	0.0934	0.0918	0.0901	0.0885	0.0869	0.0853	0.0838	0.0823
1.4	0.0808	0.0793	0.0778	0.0764	0.0749	0.0735	0.0721	0.0708	0.0694	0.0681
1.5	0.0668	0.0655	0.0643	0.0630	0.0618	0.0606	0.0594	0.0582	0.0571	0.0559
1.6	0.0548	0.0537	0.0526	0.0516	0.0505	0.0495	0.0485	0.0475	0.0465	0.0455
1.7	0.0446	0.0436	0.0427	0.0418	0.0409	0.0401	0.0392	0.0384	0.0375	0.0367
1.8	0.0359	0.0351	0.0344	0.0336	0.0329	0.0322	0.0314	0.0307	0.0301	0.0294
1.9	0.0287	0.0281	0.0274	0.0268	0.0262	0.0256	0.0250	0.0244	0.0239	0.0233
2.0	0.0228	0.0222	0.0217	0.0212	0.0207	0.0202	0.0197	0.0192	0.0188	0.0183
2.1	0.0179	0.0174	0.0170	0.0166	0.0162	0.0158	0.0154	0.0150	0.0146	0.0143
2.2	0.0139	0.0136	0.0132	0.0129	0.0125	0.0122	0.0119	0.0116	0.0113	0.0110
2.3	0.0107	0.0104	0.0102	0.0099	0.0096	0.0094	0.0091	0.0089	0.0087	0.0084
2.4	0.0082	0.0080	0.0078	0.0075	0.0073	0.0071	0.0069	0.0068	0.0066	0.0064
2.5	0.0062	0.0060	0.0059	0.0057	0.0055	0.0054	0.0052	0.0051	0.0049	0.0048
2.6	0.0047	0.0045	0.0044	0.0043	0.0041	0.0040	0.0039	0.0038	0.0037	0.0036
2.7	0.0035	0.0034	0.0033	0.0032	0.0031	0.0030	0.0029	0.0028	0.0027	0.0026
2.8	0.0026	0.0025	0.0024	0.0023	0.0023	0.0022	0.0021	0.0021	0.0020	0.0019
2.9	0.0019	0.0018	0.0018	0.0017	0.0016	0.0016	0.0015	0.0015	0.0014	0.0014
3.0	0.0013	0.0013	0.0013	0.0012	0.0012	0.0011	0.0011	0.0011	0.0010	0.0010
3.1	0.0010	0.0009	0.0009	0.0009	0.0008	0.0008	0.0008	0.0008	0.0007	0.0007
3.2	0.0007	0.0007	0.0006	0.0006	0.0006	0.0006	0.0006	0.0005	0.0005	0.0005
3.3	0.0005	0.0005	0.0005	0.0004	0.0004	0.0004	0.0004	0.0004	0.0004	0.0003
3.4	0.0003	0.0003	0.0003	0.0003	0.0003	0.0003	0.0003	0.0003	0.0003	0.0002
3.5	0.0002	0.0002	0.0002	0.0002	0.0002	0.0002	0.0002	0.0002	0.0002	0.0002
3.6	0.0002	0.0002	0.0001	0.0001	0.0001	0.0001	0.0001	0.0001	0.0001	0.0001
3.7	0.0001	0.0001	0.0001	0.0001	0.0001	0.0001	0.0001	0.0001	0.0001	0.0001
3.8	0.0001	0.0001	0.0001	0.0001	0.0001	0.0001	0.0001	0.0001	0.0001	0.0001
3.9	0.0000	0.0000	0.0000	0.0000	0.0000	0.0000	0.0000	0.0000	0.0000	0.0000
4.0	0.0000	0.0000	0.0000	0.0000	0.0000	0.0000	0.0000	0.0000	0.0000	0.0000

付表3　標準正規分布表（3）—パーセント点—

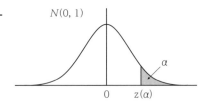

標準正規分布の上側確率αに対応するパーセント点（$=z(\alpha)$）を求める表です.

$\alpha=\alpha(1)+\alpha(2)$としたとき$z(\alpha)$はエクセル関数を使って"$=\text{NORM.S.INV}(1-\alpha)$"から求めます. 仮説検定では検定統計量$Z$がパーセント点$z(\alpha)$より大きいとき帰無仮説が棄却されます.

$\alpha(1)$＼$\alpha(2)$	0.000	0.001	0.002	0.003	0.004	0.005	0.006	0.007	0.008	0.009
0.00	*	3.090	2.878	2.748	2.652	2.576	2.512	2.457	2.409	2.366
0.01	2.326	2.290	2.257	2.226	2.197	2.170	2.144	2.120	2.097	2.075
0.02	2.054	2.034	2.014	1.995	1.977	1.960	1.943	1.927	1.911	1.896
0.03	1.881	1.866	1.852	1.838	1.825	1.812	1.799	1.787	1.774	1.762
0.04	1.751	1.739	1.728	1.717	1.706	1.695	1.685	1.675	1.665	1.655
0.05	1.645	1.635	1.626	1.616	1.607	1.598	1.589	1.580	1.572	1.563
0.06	1.555	1.546	1.538	1.530	1.522	1.514	1.506	1.499	1.491	1.483
0.07	1.476	1.468	1.461	1.454	1.447	1.440	1.433	1.426	1.419	1.412
0.08	1.405	1.398	1.392	1.385	1.379	1.372	1.366	1.359	1.353	1.347
0.09	1.341	1.335	1.329	1.323	1.317	1.311	1.305	1.299	1.293	1.287
0.10	1.282	1.276	1.270	1.265	1.259	1.254	1.248	1.243	1.237	1.232
0.11	1.227	1.221	1.216	1.211	1.206	1.200	1.195	1.190	1.185	1.180
0.12	1.175	1.170	1.165	1.160	1.155	1.150	1.146	1.141	1.136	1.131
0.13	1.126	1.122	1.117	1.112	1.108	1.103	1.098	1.094	1.089	1.085
0.14	1.080	1.076	1.071	1.067	1.063	1.058	1.054	1.049	1.045	1.041
0.15	1.036	1.032	1.028	1.024	1.019	1.015	1.011	1.007	1.003	0.999
0.16	0.994	0.990	0.986	0.982	0.978	0.974	0.970	0.966	0.962	0.958
0.17	0.954	0.950	0.946	0.942	0.938	0.935	0.931	0.927	0.923	0.919
0.18	0.915	0.912	0.908	0.904	0.900	0.896	0.893	0.889	0.885	0.882
0.19	0.878	0.874	0.871	0.867	0.863	0.860	0.856	0.852	0.849	0.845
0.20	0.842	0.838	0.834	0.831	0.827	0.824	0.820	0.817	0.813	0.810
0.21	0.806	0.803	0.800	0.796	0.793	0.789	0.786	0.782	0.779	0.776
0.22	0.772	0.769	0.765	0.762	0.759	0.755	0.752	0.749	0.745	0.742
0.23	0.739	0.736	0.732	0.729	0.726	0.722	0.719	0.716	0.713	0.710
0.24	0.706	0.703	0.700	0.697	0.693	0.690	0.687	0.684	0.681	0.678
0.25	0.674	0.671	0.668	0.665	0.662	0.659	0.656	0.653	0.650	0.646
0.26	0.643	0.640	0.637	0.634	0.631	0.628	0.625	0.622	0.619	0.616
0.27	0.613	0.610	0.607	0.604	0.601	0.598	0.595	0.592	0.589	0.586
0.28	0.583	0.580	0.577	0.574	0.571	0.568	0.565	0.562	0.559	0.556
0.29	0.553	0.550	0.548	0.545	0.542	0.539	0.536	0.533	0.530	0.527
0.30	0.524	0.522	0.519	0.516	0.513	0.510	0.507	0.504	0.502	0.499
0.31	0.496	0.493	0.490	0.487	0.485	0.482	0.479	0.476	0.473	0.470
0.32	0.468	0.465	0.462	0.459	0.457	0.454	0.451	0.448	0.445	0.443
0.33	0.440	0.437	0.434	0.432	0.429	0.426	0.423	0.421	0.418	0.415
0.34	0.412	0.410	0.407	0.404	0.402	0.399	0.396	0.393	0.391	0.388
0.35	0.385	0.383	0.380	0.377	0.375	0.372	0.369	0.366	0.364	0.361
0.36	0.358	0.356	0.353	0.350	0.348	0.345	0.342	0.340	0.337	0.335
0.37	0.332	0.329	0.327	0.324	0.321	0.319	0.316	0.313	0.311	0.308
0.38	0.305	0.303	0.300	0.298	0.295	0.292	0.290	0.287	0.285	0.282
0.39	0.279	0.277	0.274	0.272	0.269	0.266	0.264	0.261	0.259	0.256
0.40	0.253	0.251	0.248	0.246	0.243	0.240	0.238	0.235	0.233	0.230

付表4　t 分布表（パーセント点）

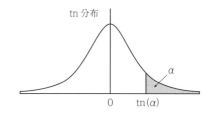

tn 分布

0　$tn(\alpha)$

α

自由度 n の t 分布表の有意水準 α に対応するパーセント点 $t_n(\alpha)$ を求める表です.

パーセント点 $t_n(\alpha)$ はエクセル関数を使って "=T.INV$(1-\alpha, n)$" から求めます.

自由度 n は, 平均値の差の検定の時は"データ数 -1", 相関の検定の時は"データ数 -2"です.

仮説検定では検定統計量 T がパーセント点 $t_n(\alpha)$ より大きいとき帰無仮説が棄却されます.

n ＼ α	0.25	0.15	0.10	0.05	0.025	0.01	0.005	0.0005
1	1.000	1.963	3.078	6.314	12.706	31.821	63.657	636.619
2	0.816	1.386	1.886	2.920	4.303	6.965	9.925	31.599
3	0.765	1.250	1.638	2.353	3.182	4.541	5.841	12.924
4	0.741	1.190	1.533	2.132	2.776	3.747	4.604	8.610
5	0.727	1.156	1.476	2.015	2.571	3.365	4.032	6.869
6	0.718	1.134	1.440	1.943	2.447	3.143	3.707	5.959
7	0.711	1.119	1.415	1.895	2.365	2.998	3.499	5.408
8	0.706	1.108	1.397	1.860	2.306	2.896	3.355	5.041
9	0.703	1.100	1.383	1.833	2.262	2.821	3.250	4.781
10	0.700	1.093	1.372	1.812	2.228	2.764	3.169	4.587
11	0.697	1.088	1.363	1.796	2.201	2.718	3.106	4.437
12	0.695	1.083	1.356	1.782	2.179	2.681	3.055	4.318
13	0.694	1.079	1.350	1.771	2.160	2.650	3.012	4.221
14	0.692	1.076	1.345	1.761	2.145	2.624	2.977	4.140
15	0.691	1.074	1.341	1.753	2.131	2.602	2.947	4.073
16	0.690	1.071	1.337	1.746	2.120	2.583	2.921	4.015
17	0.689	1.069	1.333	1.740	2.110	2.567	2.898	3.965
18	0.688	1.067	1.330	1.734	2.101	2.552	2.878	3.922
19	0.688	1.066	1.328	1.729	2.093	2.539	2.861	3.883
20	0.687	1.064	1.325	1.725	2.086	2.528	2.845	3.850
21	0.686	1.063	1.323	1.721	2.080	2.518	2.831	3.819
22	0.686	1.061	1.321	1.717	2.074	2.508	2.819	3.792
23	0.685	1.060	1.319	1.714	2.069	2.500	2.807	3.768
24	0.685	1.059	1.318	1.711	2.064	2.492	2.797	3.745
25	0.684	1.058	1.316	1.708	2.060	2.485	2.787	3.725
26	0.684	1.058	1.315	1.706	2.056	2.479	2.779	3.707
27	0.684	1.057	1.314	1.703	2.052	2.473	2.771	3.690
28	0.683	1.056	1.313	1.701	2.048	2.467	2.763	3.674
29	0.683	1.055	1.311	1.699	2.045	2.462	2.756	3.659
30	0.683	1.055	1.310	1.697	2.042	2.457	2.750	3.646
35	0.682	1.052	1.306	1.690	2.030	2.438	2.724	3.591
40	0.681	1.050	1.303	1.684	2.021	2.423	2.704	3.551
45	0.680	1.049	1.301	1.679	2.014	2.412	2.690	3.520
50	0.679	1.047	1.299	1.676	2.009	2.403	2.678	3.496
60	0.679	1.045	1.296	1.671	2.000	2.390	2.660	3.460
80	0.678	1.043	1.292	1.664	1.990	2.374	2.639	3.416
100	0.677	1.042	1.290	1.660	1.984	2.364	2.626	3.390
120	0.677	1.041	1.289	1.658	1.980	2.358	2.617	3.373
150	0.676	1.040	1.287	1.655	1.976	2.351	2.609	3.357
∞	0.674	1.036	1.282	1.645	1.960	2.326	2.576	3.291

付表5　自由度10の t 分布表—上側確率（p 値）—

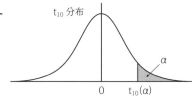

$T = T(1) + T(2)$ とするとき，自由度 $= 10$ の t 分布を【T_{10}, ∞】の範囲で積分した値を求める表です．エクセル関数を使って "$= 1 - \mathrm{T.DIST}(T, 10, \mathrm{TRUE})$" から求めます．

この表は検定統計量 $= T$ より上側の確率（p 値）を与えます．例えば p 値 $= 0.035$ のとき，有意水準5%で帰無仮説が棄却されます．

自由度 $= n$ の場合の p 値は "$= 1 - \mathrm{T.DIST}(T, n, \mathrm{TRUE})$" から求めます．

$T(1)$＼$T(2)$	0.00	0.01	0.02	0.03	0.04	0.05	0.06	0.07	0.08	0.09
0.0	0.5000	0.4961	0.4922	0.4883	0.4844	0.4806	0.4767	0.4728	0.4689	0.4650
0.1	0.4612	0.4573	0.4534	0.4496	0.4457	0.4419	0.4380	0.4342	0.4304	0.4266
0.2	0.4227	0.4189	0.4151	0.4114	0.4076	0.4038	0.4001	0.3963	0.3926	0.3889
0.3	0.3852	0.3815	0.3778	0.3741	0.3704	0.3668	0.3632	0.3595	0.3559	0.3524
0.4	0.3488	0.3452	0.3417	0.3382	0.3346	0.3312	0.3277	0.3242	0.3208	0.3174
0.5	0.3139	0.3106	0.3072	0.3038	0.3005	0.2972	0.2939	0.2906	0.2874	0.2841
0.6	0.2809	0.2777	0.2746	0.2714	0.2683	0.2652	0.2621	0.2590	0.2560	0.2529
0.7	0.2499	0.2470	0.2440	0.2411	0.2382	0.2353	0.2324	0.2296	0.2267	0.2239
0.8	0.2212	0.2184	0.2157	0.2130	0.2103	0.2076	0.2050	0.2023	0.1998	0.1972
0.9	0.1946	0.1921	0.1896	0.1871	0.1847	0.1823	0.1798	0.1775	0.1751	0.1728
1.0	0.1704	0.1682	0.1659	0.1636	0.1614	0.1592	0.1570	0.1549	0.1528	0.1506
1.1	0.1486	0.1465	0.1444	0.1424	0.1404	0.1385	0.1365	0.1346	0.1327	0.1308
1.2	0.1289	0.1271	0.1252	0.1234	0.1216	0.1199	0.1181	0.1164	0.1147	0.1130
1.3	0.1114	0.1097	0.1081	0.1065	0.1049	0.1034	0.1018	0.1003	0.0988	0.0973
1.4	0.0959	0.0944	0.0930	0.0916	0.0902	0.0888	0.0875	0.0862	0.0848	0.0835
1.5	0.0823	0.0810	0.0797	0.0785	0.0773	0.0761	0.0749	0.0737	0.0726	0.0715
1.6	0.0703	0.0692	0.0682	0.0671	0.0660	0.0650	0.0640	0.0629	0.0619	0.0610
1.7	0.0600	0.0590	0.0581	0.0572	0.0562	0.0553	0.0545	0.0536	0.0527	0.0519
1.8	0.0510	0.0502	0.0494	0.0486	0.0478	0.0470	0.0463	0.0455	0.0448	0.0440
1.9	0.0433	0.0426	0.0419	0.0412	0.0405	0.0399	0.0392	0.0386	0.0379	0.0373
2.0	0.0367	0.0361	0.0355	0.0349	0.0343	0.0338	0.0332	0.0326	0.0321	0.0316
2.1	0.0310	0.0305	0.0300	0.0295	0.0290	0.0285	0.0281	0.0276	0.0271	0.0267
2.2	0.0262	0.0258	0.0253	0.0249	0.0245	0.0241	0.0237	0.0233	0.0229	0.0225
2.3	0.0221	0.0218	0.0214	0.0210	0.0207	0.0203	0.0200	0.0196	0.0193	0.0190
2.4	0.0187	0.0183	0.0180	0.0177	0.0174	0.0171	0.0168	0.0166	0.0163	0.0160
2.5	0.0157	0.0155	0.0152	0.0149	0.0147	0.0144	0.0142	0.0139	0.0137	0.0135
2.6	0.0132	0.0130	0.0128	0.0126	0.0124	0.0122	0.0119	0.0117	0.0115	0.0113
2.7	0.0112	0.0110	0.0108	0.0106	0.0104	0.0102	0.0101	0.0099	0.0097	0.0096
2.8	0.0094	0.0092	0.0091	0.0089	0.0088	0.0086	0.0085	0.0083	0.0082	0.0081
2.9	0.0079	0.0078	0.0077	0.0075	0.0074	0.0073	0.0071	0.0070	0.0069	0.0068
3.0	0.0067	0.0066	0.0064	0.0063	0.0062	0.0061	0.0060	0.0059	0.0058	0.0057
3.1	0.0056	0.0055	0.0054	0.0053	0.0053	0.0052	0.0051	0.0050	0.0049	0.0048
3.2	0.0047	0.0047	0.0046	0.0045	0.0044	0.0044	0.0043	0.0042	0.0041	0.0041
3.3	0.0040	0.0039	0.0039	0.0038	0.0037	0.0037	0.0036	0.0036	0.0035	0.0034
3.4	0.0034	0.0033	0.0033	0.0032	0.0032	0.0031	0.0031	0.0030	0.0030	0.0029
3.5	0.0029	0.0028	0.0028	0.0027	0.0027	0.0026	0.0026	0.0025	0.0025	0.0025
3.6	0.0024	0.0024	0.0023	0.0023	0.0023	0.0022	0.0022	0.0022	0.0021	0.0021
3.7	0.0021	0.0020	0.0020	0.0020	0.0019	0.0019	0.0019	0.0018	0.0018	0.0018
3.8	0.0017	0.0017	0.0017	0.0017	0.0016	0.0016	0.0016	0.0016	0.0015	0.0015
3.9	0.0015	0.0015	0.0014	0.0014	0.0014	0.0014	0.0013	0.0013	0.0013	0.0013
4.0	0.0013	0.0012	0.0012	0.0012	0.0012	0.0012	0.0011	0.0011	0.0011	0.0011

付表6 自由度 n の χ^2 分布のパーセント点

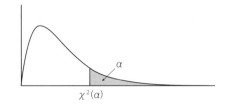

$$\chi^2(\alpha)$$

自由度 n の χ^2 分布の上側確率 α に対応するパーセント点 $\chi^2{}_n(\alpha)$ を求める表です.

パーセント点 $\chi^2{}_n(\alpha)$ はエクセル関数を使って "$=$CHISQ.INV$(1-\alpha, n)$" から求めます.

自由度を意味する n は標本のデータ数に等しい.

仮説検定では検定統計量 X_0 がパーセント点 $\chi^2{}_n(\alpha)$ より大きいとき帰無仮説が棄却されます.

n ╲ α	0.995	0.990	0.975	0.950	0.100	0.050	0.025	0.010	0.005
1	0.000	0.000	0.001	0.004	2.706	3.841	5.024	6.635	7.879
2	0.010	0.020	0.051	0.103	4.605	5.991	7.378	9.210	10.597
3	0.072	0.115	0.216	0.352	6.251	7.815	9.348	11.345	12.838
4	0.207	0.297	0.484	0.711	7.779	9.488	11.143	13.277	14.860
5	0.412	0.554	0.831	1.145	9.236	11.070	12.833	15.086	16.750
6	0.676	0.872	1.237	1.635	10.645	12.592	14.449	16.812	18.548
7	0.989	1.239	1.690	2.167	12.017	14.067	16.013	18.475	20.278
8	1.344	1.646	2.180	2.733	13.362	15.507	17.535	20.090	21.955
9	1.735	2.088	2.700	3.325	14.684	16.919	19.023	21.666	23.589
10	2.156	2.558	3.247	3.940	15.987	18.307	20.483	23.209	25.188
11	2.603	3.053	3.816	4.575	17.275	19.675	21.920	24.725	26.757
12	3.074	3.571	4.404	5.226	18.549	21.026	23.337	26.217	28.300
13	3.565	4.107	5.009	5.892	19.812	22.362	24.736	27.688	29.819
14	4.075	4.660	5.629	6.571	21.064	23.685	26.119	29.141	31.319
15	4.601	5.229	6.262	7.261	22.307	24.996	27.488	30.578	32.801
16	5.142	5.812	6.908	7.962	23.542	26.296	28.845	32.000	34.267
17	5.697	6.408	7.564	8.672	24.769	27.587	30.191	33.409	35.718
18	6.265	7.015	8.231	9.390	25.989	28.869	31.526	34.805	37.156
19	6.844	7.633	8.907	10.117	27.204	30.144	32.852	36.191	38.582
20	7.434	8.260	9.591	10.851	28.412	31.410	34.170	37.566	39.997
21	8.034	8.897	10.283	11.591	29.615	32.671	35.479	38.932	41.401
22	8.643	9.542	10.982	12.338	30.813	33.924	36.781	40.289	42.796
23	9.260	10.196	11.689	13.091	32.007	35.172	38.076	41.638	44.181
24	9.886	10.856	12.401	13.848	33.196	36.415	39.364	42.980	45.559
25	10.520	11.524	13.120	14.611	34.382	37.652	40.646	44.314	46.928
26	11.160	12.198	13.844	15.379	35.563	38.885	41.923	45.642	48.290
27	11.808	12.879	14.573	16.151	36.741	40.113	43.195	46.963	49.645
28	12.461	13.565	15.308	16.928	37.916	41.337	44.461	48.278	50.993
29	13.121	14.256	16.047	17.708	39.087	42.557	45.722	49.588	52.336
30	13.787	14.953	16.791	18.493	40.256	43.773	46.979	50.892	53.672
40	20.707	22.164	24.433	26.509	51.805	55.758	59.342	63.691	66.766
50	27.991	29.707	32.357	34.764	63.167	67.505	71.420	76.154	79.490
60	35.534	37.485	40.482	43.188	74.397	79.082	83.298	88.379	91.952
80	51.172	53.540	57.153	60.391	96.578	101.879	106.629	112.329	116.321
100	67.328	70.065	74.222	77.929	118.498	124.342	129.561	135.807	140.169

付表 7　自由度 m, n の F 分布のパーセント点（$\alpha/2 = 0.025$）

F 分布の上側確率 $\alpha/2 = 0.025$ に対応するパーセント点 $F(\alpha/2)$ を求める表です.

二標本の不偏分散を S_1, S_2（ただし $S_1 > S_2$）とするとき，検定統計量は $F = S_1 / S_2$ で与えられます. m, n は標本 1，標本 2 の自由度で，標本 1，2 の"データ数 -1"に等しい値です. m, n が 4 以下の場合は省略しています. 表に掲載されていない, 任意の α, m, n に対するパーセント点 $F(\alpha)$ は，"=F.INV$(1-\alpha, m, n)$" で求めます.

n\m	5	6	7	8	9	10	12	14	16	18	20	25	30	40	60	80	100	120
5	7.146	6.978	6.853	6.757	6.681	6.619	6.525	6.456	6.403	6.362	6.329	6.268	6.227	6.175	6.123	6.096	6.080	6.069
6	5.988	5.820	5.695	5.600	5.523	5.461	5.366	5.297	5.244	5.202	5.168	5.107	5.065	5.012	4.959	4.932	4.915	4.904
7	5.285	5.119	4.995	4.899	4.823	4.761	4.666	4.596	4.543	4.501	4.467	4.405	4.362	4.309	4.254	4.227	4.210	4.199
8	4.817	4.652	4.529	4.433	4.357	4.295	4.200	4.130	4.076	4.034	3.999	3.937	3.894	3.840	3.784	3.756	3.739	3.728
9	4.484	4.320	4.197	4.102	4.026	3.964	3.868	3.798	3.744	3.701	3.667	3.604	3.560	3.505	3.449	3.421	3.403	3.392
10	4.236	4.072	3.950	3.855	3.779	3.717	3.621	3.550	3.496	3.453	3.419	3.355	3.311	3.255	3.198	3.169	3.152	3.140
12	3.891	3.728	3.607	3.512	3.436	3.374	3.277	3.206	3.152	3.108	3.073	3.008	2.963	2.906	2.848	2.818	2.800	2.787
14	3.663	3.501	3.380	3.285	3.209	3.147	3.050	2.979	2.923	2.879	2.844	2.778	2.732	2.674	2.614	2.583	2.565	2.552
16	3.502	3.341	3.219	3.125	3.049	2.986	2.889	2.817	2.761	2.717	2.681	2.614	2.568	2.509	2.447	2.415	2.396	2.383
18	3.382	3.221	3.100	3.005	2.929	2.866	2.769	2.696	2.640	2.596	2.559	2.491	2.445	2.384	2.321	2.289	2.269	2.256
20	3.289	3.128	3.007	2.913	2.837	2.774	2.676	2.603	2.547	2.501	2.464	2.396	2.349	2.287	2.223	2.190	2.170	2.156
25	3.129	2.969	2.848	2.753	2.677	2.613	2.515	2.441	2.384	2.338	2.300	2.230	2.182	2.118	2.052	2.017	1.996	1.981
30	3.026	2.867	2.746	2.651	2.575	2.511	2.412	2.338	2.280	2.233	2.195	2.124	2.074	2.009	1.940	1.904	1.882	1.866
40	2.904	2.744	2.624	2.529	2.452	2.388	2.288	2.213	2.154	2.107	2.068	1.994	1.943	1.875	1.803	1.764	1.741	1.724
60	2.786	2.627	2.507	2.412	2.334	2.270	2.169	2.093	2.033	1.985	1.944	1.869	1.815	1.744	1.667	1.625	1.599	1.581
80	2.730	2.571	2.450	2.355	2.277	2.213	2.111	2.035	1.974	1.925	1.884	1.807	1.752	1.679	1.599	1.555	1.527	1.508
100	2.696	2.537	2.417	2.321	2.244	2.179	2.077	2.000	1.939	1.890	1.849	1.770	1.715	1.640	1.558	1.512	1.483	1.463
120	2.674	2.515	2.395	2.299	2.222	2.157	2.055	1.977	1.916	1.866	1.825	1.746	1.690	1.614	1.530	1.483	1.454	1.433

F 分布の上側確率 $\alpha/2 = 0.05$ に対応するパーセント点 $F(\alpha/2)$ を求める表です.

n\m	5	6	7	8	9	10	12	14	16	18	20	25	30	40	60	80	100	120
5	5.050	4.950	4.876	4.818	4.772	4.735	4.678	4.636	4.604	4.579	4.558	4.521	4.496	4.464	4.431	4.415	4.405	4.398
6	4.387	4.284	4.207	4.147	4.099	4.060	4.000	3.956	3.922	3.896	3.874	3.835	3.808	3.774	3.740	3.722	3.712	3.705
7	3.972	3.866	3.787	3.726	3.677	3.637	3.575	3.529	3.494	3.467	3.445	3.404	3.376	3.340	3.304	3.286	3.275	3.267
8	3.687	3.581	3.500	3.438	3.388	3.347	3.284	3.237	3.202	3.173	3.150	3.108	3.079	3.043	3.005	2.986	2.975	2.967
9	3.482	3.374	3.293	3.230	3.179	3.137	3.073	3.025	2.989	2.960	2.936	2.893	2.864	2.826	2.787	2.768	2.756	2.748
10	3.326	3.217	3.135	3.072	3.020	2.978	2.913	2.865	2.828	2.798	2.774	2.730	2.700	2.661	2.621	2.601	2.588	2.580
12	3.106	2.996	2.913	2.849	2.796	2.753	2.687	2.637	2.599	2.568	2.544	2.498	2.466	2.426	2.384	2.363	2.350	2.341
14	2.958	2.848	2.764	2.699	2.646	2.602	2.534	2.484	2.445	2.413	2.388	2.341	2.308	2.266	2.223	2.201	2.187	2.178
16	2.852	2.741	2.657	2.591	2.538	2.494	2.425	2.373	2.333	2.302	2.276	2.227	2.194	2.151	2.106	2.083	2.068	2.059
18	2.773	2.661	2.577	2.510	2.456	2.412	2.342	2.290	2.250	2.217	2.191	2.141	2.107	2.063	2.017	1.993	1.978	1.968
20	2.711	2.599	2.514	2.447	2.393	2.348	2.278	2.225	2.184	2.151	2.124	2.074	2.039	1.994	1.946	1.922	1.907	1.896
25	2.603	2.490	2.405	2.337	2.282	2.236	2.165	2.111	2.069	2.035	2.007	1.955	1.919	1.872	1.822	1.796	1.779	1.768
30	2.534	2.421	2.334	2.266	2.211	2.165	2.092	2.037	1.995	1.960	1.932	1.878	1.841	1.792	1.740	1.712	1.695	1.683
40	2.449	2.336	2.249	2.180	2.124	2.077	2.003	1.948	1.904	1.868	1.839	1.783	1.744	1.693	1.637	1.608	1.589	1.577
60	2.368	2.254	2.167	2.097	2.040	1.993	1.917	1.860	1.815	1.778	1.748	1.690	1.649	1.594	1.534	1.502	1.481	1.467
80	2.329	2.214	2.126	2.056	1.999	1.951	1.875	1.817	1.772	1.734	1.703	1.644	1.602	1.545	1.482	1.448	1.426	1.411
100	2.305	2.191	2.103	2.032	1.975	1.927	1.850	1.792	1.746	1.708	1.676	1.616	1.573	1.515	1.450	1.415	1.392	1.376
120	2.290	2.175	2.087	2.016	1.959	1.910	1.834	1.775	1.728	1.690	1.659	1.598	1.554	1.495	1.429	1.392	1.454	1.352

付表 8.1 　U 検定のための数表（1）

（標本のデータ数：$1 \leqq n \leqq m$，大きい方を m と表記）

各セルの数値は U 値の確率分布 $H_{m, n}(U)$ を $U=0$ から U_0 まで積算した値（P 値）を示します．有意水準 α のとき，片側検定では P 値が α より小さいとき帰無仮説が棄却されます．有意水準 α のとき，両側検定では P 値が $\alpha/2$ より小さいときに帰無仮説が棄却されます．

$m=3$

U_0 \ n	1	2	3
0	.025	.010	.050
1	.500	.200	.100
2	.750	.400	.200
3		.600	.350
4			.500
5			.650

$m=4$

U_0 \ n	1	2	3	4
0	.200	.067	.028	.014
1	.400	.133	.057	.029
2	.600	.267	.114	.057
3		.400	.200	.100
4		.600	.314	.171
5			.429	.243
6			.571	.343
7				.443
8				.557

$m=5$

U_0 \ n	1	2	3	4	5
0	.167	.047	.018	.008	.004
1	.333	.095	.036	.016	.008
2	.500	.190	.071	.032	.016
3	.667	.286	.125	.056	.028
4		.429	.196	.095	.048
5		.571	.286	.143	.075
6			.393	.206	.111
7			.500	.278	.155
8			.607	.365	.210
9				.452	.274
10				.548	.345
11					.421
12					.500
13					.579

$m=6$

U_0 \ n	1	2	3	4	5	6
0	.143	.036	.012	.005	.002	.001
1	.286	.071	.024	.010	.004	.002
2	.428	.143	.048	.019	.009	.004
3	.571	.214	.083	.033	.015	.008
4		.321	.131	.057	.026	.013
5		.429	.190	.086	.041	.021
6		.571	.274	.129	.063	.032
7			.357	.176	.089	.047
8			.452	.238	.123	.066
9			.548	.305	.165	.090
10				.381	.214	.120
11				.457	.268	.155
12				.545	.331	.197
13					.396	.242
14					.465	.294
15					.535	.350
16						.409
17						.469
18						.531

付表8.2 *U*検定のための数表（2）

（標本のデータ数：$1 \leqq n \leqq m$，大きい方を m と表記）

各セルの数値は U 値の確率分布 $H_{m, n}(U)$ を $U=0$ から U_0 まで積算した値（P 値）を示します．有意水準 α のとき，片側検定では P 値が α より小さいとき帰無仮説が棄却されます．有意水準 α のとき，両側検定では P 値が $\alpha/2$ より小さいときに帰無仮説が棄却されます．

$$m=7$$

U_0 ＼ n	1	2	3	4	5	6	7
0	.125	.028	.008	.003	.001	.001	.000
1	.250	.056	.017	.006	.003	.001	.001
2	.375	.111	.033	.012	.005	.002	.001
3	.500	.167	.058	.021	.009	.004	.002
4	.625	.250	.092	.036	.015	.007	.003
5		.333	.133	.055	.024	.011	.006
6		.444	.192	.082	.037	.017	.009
7		.556	.258	.115	.053	.026	.013
8			.333	.158	.074	.037	.019
9			.417	.206	.101	.051	.027
10			.500	.264	.134	.069	.036
11			.583	.324	.172	.090	.049
12				.394	.216	.117	.064
13				.464	.265	.147	.082
14				.538	.319	.183	.104
15					.378	.223	.130
16					.438	.267	.159
17					.500	.314	.191
18					.562	.365	.228
19						.418	.267
20						.473	.310
21						.527	.355
22							.402
23							.451
24							.500
25							.549

付表8.3 *U*検定のための数表（3）

（標本のデータ数：$1 \leqq n \leqq m$，大きい方を m と表記）

各セルの数値は U 値の確率分布 $H_{m,\,n}(U)$ を $U=0$ から U_0 まで積算した値（P 値）を示します．有意水準 α のとき，片側検定では P 値が α より小さいとき帰無仮説が棄却されます．有意水準 α のとき，両側検定では P 値が $\alpha/2$ より小さいときに帰無仮説が棄却されます．

$m=8$

U_0 ＼ n	1	2	3	4	5	6	7	8
0	.111	.022	.006	.002	.001	.000	.000	.000
1	.222	.044	.012	.004	.002	.001	.000	.000
2	.333	.089	.024	.008	.003	.001	.001	.000
3	.444	.133	.042	.014	.005	.002	.001	.001
4	.556	.200	.067	.024	.009	.004	.002	.001
5		.267	.097	.036	.015	.006	.003	.001
6		.356	.139	.055	.023	.010	.005	.002
7		.444	.188	.077	.033	.015	.007	.003
8		.556	.248	.107	.047	.021	.010	.005
9			.315	.141	.064	.030	.014	.007
10			.387	.184	.085	.041	.020	.010
11			.461	.230	.111	.054	.027	.014
12			.539	.285	.142	.071	.036	.019
13				.341	.177	.091	.047	.025
14				.404	.217	.114	.060	.032
15				.467	.262	.141	.076	.041
16				.533	.311	.172	.095	.052
17					.362	.207	.116	.065
18					.416	.245	.140	.080
19					.472	.286	.168	.097
20					.528	.331	.198	.117
21						.377	.232	.139
22						.426	.268	.164
23						.475	.306	.191
24						.525	.347	.221
25							.389	.253
26							.433	.287
27							.478	.323
28							.522	.360
29								.399
30								.439
31								.480
32								.520

付表 9.1　U 検定の有意点となる $U_*(0.025)$

各セルの数字は U 値の確率分布 $G_{m,n}(U)$ を $U=0$ から U_0 まで積算した値が内輪で最も 0.025 に近い U_* 値を示します。有意水準 2.5% の片側検定では，標本から得られた U_0 値が表の $U_*(0.025)$ 値より小さいか等しいとき帰無仮説が棄却されます。また有意水準 5% の両側検定では，標本から得られた U_0 値が表の $U_*(0.025)$ 値より小さいか等しいとき帰無仮説が棄却されます。

$$U_*(0.025)$$

n＼m	2	3	4	5	6	7	8	9	10	11	12	13	14	15	16	17	18	19	20
2							0	0	0	0	1	1	1	1	1	2	2	2	2
3				0	1	1	2	2	3	3	4	4	5	5	6	6	7	7	8
4			0	1	2	3	4	4	5	6	7	8	9	10	11	11	12	13	13
5		0	1	2	3	5	6	7	8	9	11	12	13	14	15	17	18	19	20
6		1	2	3	5	6	8	10	11	13	14	16	17	19	21	22	24	25	27
7		1	3	5	6	8	10	12	14	16	18	20	22	24	26	28	30	32	34
8	0	2	4	6	8	10	13	15	17	19	22	24	26	29	31	34	36	38	41
9	0	2	4	7	10	12	15	17	20	23	26	28	31	34	37	39	42	45	48
10	0	3	5	8	11	14	17	20	23	26	29	33	36	39	42	45	48	52	55
11	0	3	6	9	13	16	19	23	26	30	33	37	40	44	47	51	55	58	62
12	1	4	7	11	14	18	22	26	29	33	37	41	45	49	53	57	61	65	69
13	1	4	8	12	16	20	24	28	33	37	41	45	50	54	59	63	67	72	76
14	1	5	9	13	17	22	26	31	36	40	45	50	55	59	64	67	74	78	83
15	1	5	10	14	19	24	29	34	39	44	49	54	59	64	70	75	80	85	90
16	1	6	11	15	21	26	31	37	42	47	53	59	64	70	75	81	86	92	98
17	2	6	11	17	22	28	34	39	45	51	57	63	67	75	81	87	93	99	105
18	2	7	12	18	24	30	36	42	48	55	61	67	74	80	86	93	99	106	112
19	2	7	13	19	25	32	38	45	52	58	65	72	78	85	92	99	106	113	119
20	2	8	13	20	27	34	41	48	55	62	69	76	83	90	98	105	112	119	127

付表 9.2　U 検定の有意点となる $U_*(0.05)$

各セルの数字は U 値の確率分布 $Hm, n(U)$ を $U=0$ から U_0 まで積算した値が内輪で最も 0.05 に近い U_* 値を示します。有意水準 5% の片側検定では，標本から得られた U_0 値が表の $U_*(0.05)$ 値より小さいか等しいとき，帰無仮説が棄却されます。また有意水準 10% の両側検定では，標本から得られた U_0 値が表の $U_*(0.05)$ 値より小さいか等しいとき，帰無仮説が棄却されます。

$$U_*(0.05)$$

n＼m	2	3	4	5	6	7	8	9	10	11	12	13	14	15	16	17	18	19	20
2				0	0	0	0	1	1	1	2	2	3	3	3	3	4	4	4
3		0	0	1	2	2	3	4	4	5	5	6	7	7	8	9	9	10	11
4		0	1	2	3	4	5	6	7	8	9	10	11	12	14	15	16	17	18
5	0	1	2	4	5	6	8	9	11	12	13	15	16	18	19	20	22	23	25
6	0	2	3	5	7	8	10	12	14	16	17	19	21	23	25	26	28	30	32
7	0	2	4	6	8	11	13	15	17	19	21	24	26	28	30	33	35	37	39
8	0	3	5	8	10	13	15	18	20	23	26	28	31	33	36	39	41	44	47
9	1	4	6	9	12	15	18	21	24	27	30	33	36	39	42	45	48	51	54
10	1	4	7	11	14	17	20	24	27	31	34	37	41	44	48	51	55	58	62
11	1	5	8	12	16	19	23	27	31	34	38	42	46	50	54	57	61	65	69
12	2	5	9	13	17	21	26	30	34	38	42	47	51	55	60	64	68	72	77
13	2	6	10	15	19	24	28	33	37	42	47	51	56	61	65	70	75	80	84
14	3	7	11	16	21	26	31	36	41	46	51	56	61	66	71	77	82	87	92
15	3	7	12	18	23	28	33	39	44	50	55	61	66	72	77	83	88	94	100
16	3	8	14	19	25	30	36	42	48	54	60	65	71	77	83	89	95	101	107
17	3	9	15	20	26	33	39	45	51	57	64	70	77	83	89	96	102	109	115
18	4	9	16	22	28	35	41	48	55	61	68	75	82	88	95	102	109	116	123
19	4	10	17	23	30	37	44	51	58	65	72	80	87	94	101	109	116	123	130
20	4	11	18	25	32	39	47	54	62	69	77	84	92	100	107	115	123	130	138

参考文献

　本書を執筆するうえで以下の文献を参考にさせていただきました．出版年は著者が所有している書籍のものです．最新版でないかも知れません．

縣　俊彦：やさしい保健統計学（改訂第 4 版），南江堂，2010．

石村園子：やさしく学べる統計学，共立出版，2006．

景山三平（監修）・藤井良宜ほか 3 名（編著）：医療系のための統計入門，実教出版，2015．

金森雅夫・本田　靖：系統看護学講座　統計学（第 6 版），医学書院，2002．

加納克己・高橋秀人：基礎　医学統計学（改訂第 5 版），南江堂，2004．

河田敬義・丸山文行・鍋谷清治：大学演習　数理統計（第 8 版），裳華房，1974．

近藤次郎・出居　茂（共訳）・E．クライツィグ（著）：数理統計学 1，培風館，1976．

近藤次郎・出居　茂（共訳）・E．クライツィグ（著）：数理統計学 2，培風館，1977．

高木廣文：ナースのための統計学（第 2 版），医学書院，2009．

東京大学教養学部統計学学教室（編）：統計学入門，東京大学出版会，2008．

東京大学教養学部物理学教室（編）：物理実験（再改訂第 5 版），学術図書出版，1966．

豊川裕之・柳井晴夫（編著）：医学・保健学の例題による統計学，現代数学社，1982．

根岸龍雄（監修）・階堂武郎（著）：医系の統計入門（第 2 版），森北出版，2013．

福富和夫・橋本修二：保健統計学・疫学（改訂 5 版），南山堂，2014．

森　千里：胎児の複合汚染，中公新書，2002．

柳井晴夫・高木廣文（編著）：新版看護学全書　統計学，メヂカルフレンド社，1995．

矢野健太郎（監修）・村上哲哉（著）：モノグラフ　統計，科学新興新社，1990．

　なお，厚生労働省，国立がん研究センター，気象庁のホームページに記載されている各種の統計資料を利用させていただきました．記して謝意を申し述べます．

索　引

【著者略歴】

力石　國男（りきいし　くにお）

　　青森県十和田市出身
　　東京大学理学部地球物理学科卒業，同大学院修士課程修了
　　理学博士（東北大学論文博士，海洋物理学）
　　九州大学応用力学研究所（沿岸海象力学，海洋流体力学）
　　弘前大学（海洋物理学，気象学・気候学，雪氷学）
　　ノースアジア大学（地球環境論，自然災害論）
　　秋田看護福祉大学（統計学，健康科学）

看護学生のための統計学

令和 2 年 9 月 26 日　初版発行
令和 3 年 4 月 16 日　初版第 2 刷発行
令和 4 年 9 月 28 日　初版第 3 刷発行
著　　　者　　力石國男
発行・発売　　株式会社三省堂書店／創英社
〒 101-0051　東京都千代田区神田神保町 1-1
　　　　　　　　Tel：03-3291-2295　Fax：03-3292-7687
印刷／製本　　三省堂印刷株式会社

ISBN　978-4-87923-057-7　C3047